GOLDMANN
Lesen erleben

Buch

Neues vom »Papa To Go«: Ausgelaugt vom Alltag, von beruflichem Druck und Familienstress hat sich Christian Busemann auf die Matte gelegt und dabei nicht nur festgestellt, dass er ungelenkiger ist, als er dachte, sondern auch, dass beim Yoga nicht unbedingt Räucherstäbchen abgefackelt oder Om gesungen werden muss, dass totale Öffnung zu Fürzen führen kann und man sich vor Atemübungen die Zähne putzen sollte. Vor allem aber entdeckt er, dass auch ein Mann bei diesen Körperverrenkungen echt entspannen kann. Sein Erfahrungsbericht ist ein wertvoller Begleiter durch den Yoga-Dschungel mit vielen wissenswerten Informationen und praktischen Tipps, aber auch ein echter Unterhaltungskracher für Yoga-Einsteiger und Profis im Lotussitz gleichermaßen.

Autor

Christian Busemann produziert seit Jahren Unterhaltungsfernsehen. Zusätzlich und mit großer Hingabe verdingt er sich regelmäßig als Autor für diverse Moderatoren oder als Redakteur für unterschiedliche Zeitschriften. Im Goldmann Verlag sind bereits drei »Papa To Go«-Bücher erschienen. Christian Busemann lebt mit seiner Frau und seinen drei Kindern in Hamburg. Einen Einblick ins Tohuwabohu gibt es unter www.papatogo.de.

Von Christian Busemann außerdem im Programm

Papa To Go – Schnellkurs für werdende Väter
(auch als E-Book erhältlich)

Papa To Go – Intensivkurs für Väter
(auch als E-Book erhältlich)

Parents To Go – Das Reisebuch für Eltern
(auch als E-Book erhältlich)

Christian Busemann

Papa To Go

Yoga für gestresste Väter

GOLDMANN

Alle Ratschläge in diesem Buch wurden vom Autor und vom Verlag sorgfältig erwogen und geprüft. Eine Garantie kann dennoch nicht übernommen werden. Eine Haftung des Autors beziehungsweise des Verlags und seiner Beauftragten für Personen-, Sach- und Vermögensschäden ist daher ausgeschlossen.

Der Verlag weist ausdrücklich darauf hin, dass im Text enthaltene externe Links vom Verlag nur bis zum Zeitpunkt der Buchveröffentlichung eingesehen werden konnten. Auf spätere Veränderungen hat der Verlag keinerlei Einfluss. Eine Haftung des Verlags für externe Links ist stets ausgeschlossen.

Illustrationen und Übungsinhalte auf S. 258–275 mit freundlicher Genehmigung von Ricke Penaranda und Jörn Roes (www.yogamoves.de)

MIX
Papier aus verantwortungsvollen Quellen
FSC® C014496
www.fsc.org

Verlagsgruppe Random House FSC® N001967

Dieses Buch ist auch als E-Book erhältlich.

1. Auflage
Originalausgabe März 2016
Wilhelm Goldmann Verlag, München,
in der Verlagsgruppe Random House GmbH

Umschlaggestaltung: Uno Werbeagentur, München
Umschlagillustration: CSA Images/Snapstock; FinePic®, München
Illustrationen/Innenteil: Ricke Penaranda, www.yogamoves.de
Redaktion: Vera Serafin
Satz: Buch-Werkstatt GmbH, Bad Aibling
Druck und Bindung: GGP Media GmbH, Pößneck
KW · Herstellung: IH
Printed in Germany
ISBN 978-3-442-17479-9
www.goldmann-verlag.de

Besuchen Sie den Goldmann Verlag im Netz

Inhalt

Vorwort 9

Die Vorgeschichte 11
Erster Akt: Kiez-Yoga 11
Zweiter Akt: Suicide-Yoga 14
Dritter Akt: Yogamorphose 17
Vierter Akt: Dämon-Yoga 21
Finale: Happy-End-Yoga 27

Warum gerade Yoga? 31
15 gute Gründe, dir sofort eine Yogamatte zu kaufen 36

Mein erstes Mal im Studio 47

Yoga-Philosophie 57

Yoga – eine Frage des Stils 59
Hatha-Yoga 60
Power-Yoga 63
Ashtanga-Yoga 63
Kundalini-Yoga 64
Jivamukti-Yoga 65
Sivananda-Yoga 68
Bikram-Yoga 69

Vinyasa-Yoga 75
Vini-Yoga 77
Tri-Yoga 79
Anusara-Yoga 80
Iyengar-Yoga 81
Vidja 82

Wieso nun Hatha-Yoga? 83

Adieu Ego & Co. – loslassen und loslegen! 91

Yoga-Fitness 99
Yoga als Kalorienkiller 99
Nicht ohne meine Matte! 102
Yoga & Laufen – Zwei wie Pech und Schwefel 104

Tschakka-Chakren 107
Meine Chakrenreinigung 109
Ich weiß, was du in deinem letzten Leben getan hast! 117

»Wo ist die geile Yogabitch?!« und weitere Klischees 121
Klischee 1: Die Yogabitch 121
Klischee 2: Das Räucherstäbchen meines besten Freundes 123
Klischee 3: Langeweile pur 124
Klischee 4: Alles nur Körnerfresser und Veganer 125

Ach, die machen auch alle Yoga!? 127

Yoga im Alltag 137
Problem erkannt 137
Problem gebannt ... vielleicht 139
Yoga on tour 140

Yoga-Stuff 147

Yoga-Ernährung 155
Die drei Gunas 156
Anleitung zum Essen im Yogistyle 158
Exkurs: Wer is(s)t hier eigentlich was? 162
Vegane Ernährung 166
Was denn jetzt?!? 171

Meditation 173
Mein erstes Mal auf dem Kissen 173
Was bedeutet Meditation überhaupt? 183
Meditation: Der Praxis-Crashkurs 185

»Yoga digitale« – Online-Yoga im Selbstversuch 201

Atemlos durch die 211
Das Atmen während der Yogaübungen 214

Untenrum-Yoga 221
Nummer 1: Der Stehpinkler findet kein Klo! 222
Nummer 2: Heb den Zauberstab! 222
Nummer 3: »Ich komme ...« 223
Nummer 4: Der Fisch 223

Nummer 5: Katze-Kuh ... 225
Nummer 6: Der Schmetterling ... 225
Nummer 7: Upavistha Konasana ... 226

Kinder. Yoga. Kinderzimmer. ... 227
Zirkus ... 228
Turnhalle ... 230
Studio ... 231

Yoga macht gelassener, Arschloch! ... 233
Heute hü, morgen hott ... 236

Mein Ashram-Tagebuch ... 239
Teil 1: Blanker Stachel, böser Stich ... 239
Teil 2: Verluste ... 245
Teil 3: »The Neo-Tantra-Guys« ... 248
Teil 4: Tagträume ... 251
Teil 5: Triumph ... 253

Ab auf die Matte – der Praxisteil ... 257
Allgemeine Hinweise ... 257
Deine 7-Yoga-Minuten ... 258
Das 25-Minuten-Allround-Programm ... 268

Anhang ... 277
DVD-Tipps ... 277
Gute Yoga-Bücher ... 278
Danksagung ... 279
Register ... 280

Ein wirklich ganz kurzes Vorwort

Wer Kinder hat, hat viel um die Ohren. Momente der Ruhe, Einkehr und Reflexion sind da rar gesät. Dabei brauchen wir analog zum Stress immer öfter solche persönlichen Zeitoasen, um uns zu ordnen, Kraft zu tanken und unseren Geist und Verstand klar zu kriegen.

Yoga kann uns dabei unterstützen. Sehr gut sogar!

Dieses Buch hat die Mission, dir Lust auf Yoga zu machen und dir einen Einstieg anzubieten! Warum? Ich bin Vater von drei Kindern, voll berufstätig, sozial normal vernetzt und weiß um den eklatanten Rollenwahnsinn, den wir alle zwischen Familie, Karriere und Freizeit zu meistern haben. Und ich weiß, wie viel besser es mir geht, seitdem ich Yoga praktiziere.

Yoga ist meine Reset-Taste, mein Survival-Kit, meine Energietanke, mein Perspektivenwechsel, mein »Work-out« und »Lifeon« – meine allzeit bereite Rundumpackung für ein einfaches und besseres Leben.

Kraft, Ausgeglichenheit, Klarheit, Entscheidungsfreude – die Folgen konsequenter Yogapraxis können nicht vielfältiger und wertvoller sein. Und deshalb bin ich mir sicher – wie auch immer du an dieses Buch geraten bist – Yoga könnte auch DEINS werden!

Du erfährst auf den folgenden Seiten, woher Yoga kommt, was es umfasst, mit dir anstellt und was daran so guttut. Was benötigst du dazu, wie integrierst du es in deinen Alltag, welche

Typen machen eigentlich sonst noch Yoga, und was zum Henker ist Meditation?! All das und tausend Dinge mehr gibt's ab Seite 11.

Tja, und sollte dich schließlich die Lust packen, dann erwartet dich am Ende ein kurzer und ein umfangreicherer Praxisteil – ideal für Einsteiger!

Ich bin kein Yogalehrer, sondern ein Yogaschüler. Und aus dieser Sicht habe ich dieses Buch auch geschrieben.

Einfach, klar und hoffentlich inspirierend für DICH.

Christian Busemann

Die Vorgeschichte

Erster Akt: Kiez-Yoga

»Yoganisiert« wurde ich von meinem Freund Theis auf St. Pauli. Das war 2007. Er war zu jener Zeit noch Referendar als Lehrer für Englisch und Sport und wohnte in einer völlig heruntergekommenen Butze mehr oder weniger direkt auf dem Kiez. Ein Zimmer, ohne Küche und der Versuch eines Bads, Schimmel inbegriffen.

Doch die Lage bedeutete ihm alles, und so ertrug er mit buddhistisch anmutender Gelassenheit jahrelang seine schreienden Nachbarn über sich, das schreiende Partyvolk auf der Straße unter sich und final auch den schreienden Feuerwehrmann neben sich, der ihn eines Morgens, just nachdem er die Tür mit einer Feuerwehraxt eingeschlagen hatte, unsanft aus dem Bett beförderte. Feuer im Haus. Danach war sogar Theis' Gelassenheit demoliert, und er zog aus.

Zuvor lud er mich jedoch zu sich ein, um mir auf Teppichresten vor einem gesprungenen Spiegel vom Sperrmüll meine erste Yogalektion zu erteilen, um die ich ihn gebeten hatte.

Denn wann und wo auch immer – Theis machte und schwärmte im Dauerloop von Yoga. Und als sein ältester Buddy wäre es geradezu einem Affront gleichgekommen, hätte ich seinem so leidenschaftlich gepriesenen und betriebenen »Hobby« nicht wenigstens eine kleine Bühne der Aufmerksamkeit geboten. Es war ein Freundschaftsdienst, der von Herzen kam, motiviert durch persönliche Neugier und eine Prise Pflichtgefühl.

Und so verdingte ich mich vorsätzlich als sein ahnungsloser Schüler. Für ein einziges Mal im Winter.

Theis war gut drauf und bestens vorbereitet. Er hatte für uns zwei Süßen einen recht beeindruckend abwechslungsreichen Übungsablauf unter Zuhilfenahme des Top-Bestsellers *Yoga für Menschen von heute* des Belgiers André van Lysebet zusammengestellt. Der Mann war einer DER Yogapioniere im Westen, der eine ganze Generation an Yogalehrern nachhaltig prägte – nun also auch mich?

Mein guter alter Schulfreund turnte fleißig vor, und während ich es ihm nachtat, erklärte er in griffigem Sportlehrervokabular die konkrete Haltung sowie ihre wunderbare Wirkung und wies die korrekte Atmung an. So gut es ging versuchte ich mich auf seine unzähligen Anweisungen einzulassen und zu konzentrieren. Amateurhaft vollführte ich das unterschiedliche »Hineingehen«, das »Genießen in der Dehnung«, die »tiefe Atmung bis in die Wirbelsäule hinauf«, empfand jedoch weder das eine noch gelang das andere, und allmählich zweifelte ich daran, ob ich überhaupt verstanden hatte, was Theis da eigentlich gerade von mir wollte.

Sein Kiez-Sportprogramm wirkte auf mich wirklich gut gemeint, im Detail aber vielleicht ein bisschen zu gut. Zu komplex, zu viel.

Mit jeder Krümmung, Biegung und Streckung meines Körpers, der lediglich von einer wirklich schlecht sitzenden ausrangierten Badehose als Turnhosen-Surrogat bedeckt war, verebbten meine anfangs noch amüsierten Kommentare, und Theis, der nun voll und ganz die Hochform seiner neu gefundenen kompetenten Meisterrolle erreicht hatte, hielt sich bis auf ein paar Appelle an den Sportsgeist wie »So, jetzt noch mal die Pobacken zusammenkneifen« strikt ans Frontaldozieren.

Nach vier absolvierten Positionen war ich bereits völlig platt. Nasser Mann keucht mit hochrotem Kopf auf dem Boden – diese Beschreibung passt an sich ganz gut nach St. Pauli, oder?

Viele der vermeintlich simpelsten Artistikeinlagen, wie zum Beispiel das Aufrechtsitzen mit ausgestreckten Beinen, das so herrlich brutal in meinen Kniekehlen zog, empfand ich nicht nur als extrem unangenehm und schmerzhaft, nein, zeitweise hatte ich gar das Gefühl, mir würde beim Halten der Stellung übel. Teilweise fürchtete ich auch, altgediente Sehnen könnten ob der neuartigen so exotischen Anforderungen plötzlich ihren Geist aufgeben und reißen, Knochen möglicherweise vor Ermüdung brechen oder durch glutofenähnliche Erhitzung durchkokeln.

Ganze Muskelpartien, die sich bis zu jenem Tag all die Jahrzehnte geschickt vor mir verborgen hatten, lernte ich nun per Schmerz-Speeddating kennen. Sie stachen, vibrierten, zitterten und ließen mich ungelenk wackeln, wie ein unterbezahlter Kindergeburtstags-Harlekin auf der Slackline.

Die Folter endete schließlich exakt nach 60 Minuten mit Theis' Frage: »Das ist Yoga. Und, wie find'ste?«

»Bestimmt super. Wenn man das öfter macht«, gab ich zurück. Trotz einer fehlenden substanziellen Aussage meinerseits, schien mein ältester Freund sichtlich zufrieden mit seiner persönlichen Lehrerleistung, während ich mir wortlos vor Erschöpfung und in latenter Opferpose die Winterjacke überzog. Ich bedankte mich höflich für den privaten Schnupperkurs, »Ja ja, wir telefonieren die Woche oder mailen«, und stolperte mit weichen Beinen die Treppe hinab, die mich zurück auf die Große Freiheit entließ.

Es war dunkel und kalt. Leichter Schneefall setzte ein. Mich fröstelte. Ich fühlte mich bedröppelt und in meiner bis dato wohlbehüteten Ungelenkigkeit mehr als bestätigt. Okay, das war also Yoga. Gymnastik mal anders, mit Schwitzen, Ziehen, Brennen und Übelkeit. Es war, als hätte ich nicht selbst geturnt, sondern wäre geturnt und von willkürlichen »Roncalli-meets-Cirque-de-Soleil«-Verrenkungen überrollt, durcheinandergewirbelt und dabei elegant komplett auf Links gezogen worden.

Statt strahlend stark, aufrecht und mit beiden Füßen fest auf dem Boden, stand dort auf dem Kiez ein geknechteter Lappen. Ein in seine Einzelteile zerlegtes armseliges Häufchen Elend mit zermalmtem Körper und püriertem Geist. Mein Blick fiel auf die vollgekotzten Treppenstufen zu Theis' Hauseingang. Selten schienen mir innerliche Haltung und äußerer Eindruck so identisch wie in jenem Moment.

Als ich am nächsten Morgen aufwachte, maß das Thermometer 39,3 Grad. Das Fieberthermometer. Yoga hatte mich niedergestreckt. Und so war es gerade erst geboren und für mich bereits prompt gestorben.

Zweiter Akt: Suicide-Yoga

Zwei Jahre später, nach zahlreichen aufmunternden Einzelgesprächen und intensiver Aufarbeitung der Vorfälle auf St. Pauli, auch mit Unterstützung von Theis, exhumierte ich die gute alte

»Tante Yoga«. Beweislage und Perspektive hatten sich geändert, und ja, zugegeben, peripher gaben auch ein bisschen Langeweile und Einfalt den Anlass. Wer wusste schon, ob einst nicht alles nur ein Versehen war und ich ohnehin den Grippevirus ausgebrütet hatte!? Und gebe ich tatsächlich eine weltweit praktizierte, allseits gelobte ganzheitliche Körperertüchtigung, die flexibel und individuell zu betreiben ist, wenig Equipment benötigt, kurz oder lang funktioniert, drinnen oder draußen, mit Musik oder ohne, nackt oder angezogen, so schnell auf?! Nein. Zu viele Vorteile. Zu sehr wie für mich gepuzzelt! Inspiriert vom unsäglichen Autodidakten-Trend versuchte ich es noch einmal, und zwar auf eigene Faust.

Bewaffnet mit einem von Theis erstellten reich bebilderten Übungsplan, der nach wie vor unmodischen, zweckentfremdeten Badehose und einer Isomatte, Campinggeneration vor Mauerfall, verzog ich mich hoffnungsvoll ins Schlafzimmer. Ein Mann hat viel vor, aber wenig Verstand! Denn nach 14 mehr schlecht als recht den Bildern nachempfundenen Positionen, frei von bewusster Atmung, mutete ich mir wahnwitzigerweise zu, den Übungsreigen tollkühn mit einem Kopfstand zu veredeln. Wer seine Kindheit fettleibig zubrachte, niemals auch nur im Entferntesten den würdevollen Dunstkreis einer Siegerurkunde erschnupperte und das Sportunterrichtsklischee des »Letzten auf der Bank« mit jeder Pore seiner Existenz erfüllte, dem möge ein plötzlich aufbrandender Größenwahn ob all der Demütigungen in der Vergangenheit nachgesehen werden, mangelnde Einsicht jedoch nicht. Und wer noch nie in seinem Leben den Versuch eines Kopfstandes unternommen hat, sollte es sich zumindest einmal zeigen lassen, statt auf eigene Faust … Nun gut, ich will es nicht unnötig ausdehnen, bevor ich dennoch die Story mit all ihrer Vorhersehbarkeit auskoste: Der herrschenden Lehre ungeachtet hielt ich es für moderat, den Kopf *nicht* schützend zu stützen und dabei das Gewicht auf die Unterarme zu verlagern. Vielmehr ruderte ich bei meinem ersten Versuch in den Kopfstand zu gelangen mit meinen Affenarmen und Gazellenbeinen unbeholfen in der Luft herum, um schwungvoll auf der Schädeldecke zu landen. Mission failed! Für den zweiten Anlauf schob ich die durchgeschubberte Schaumstoffmatte ganz nah an die Wand heran, stellte dort die Krone meines offenkundig verwirrten Hauptes liebevoll ab, die Hände gesellten sich links und rechts daneben, und mühselig kraxelte ich mit Tippelschritten wider der Schwerkraft die Wand hinauf. Auch wenn man glaubt, selbst unter der dicksten Fettschicht versteckten sich organschützende und knochengerüststützende Bauchmuskeln – dem ist nicht so. Erst recht nicht, wenn man vielleicht nicht die Welt, aber sich selbst auf den Kopf stellen möchte. Und so stieß ich mich mit den Füßen von der Wand ab, verlagerte damit das gesamte Körpergewicht auf meinen zarten Nacken, im Bestreben meine Bauchmuskulatur zu aktivieren … aber wie gesagt: Fehlanzeige. Mit einem lauten Halswirbelknacks stürzte mein spannungsloses 189-Zentimeter-Klappergestell wie ein Kartenhaus ein.

Obwohl ich mir bei dem ungesunden Begleitgeräusch meines unmittelbaren Ablebens sicher war und meine Fantasie mich bereits vor die Pforte zu was auch immer schleuderte, überlebte ich winselnd den restlichen Tag. Vermutlich war ich ein noch lebendes menschliches Wunder mit Genickbruch. Wie einst Bert Trautmann, ehemals weltbester Torwart, der als Torhüter von Manchester City 1956 endgültig Geschichte schrieb, als er im

Finale des höchsten Pokalwettbewerbs im britischen Fußball 15 Minuten vor Schluss durch einen Zusammenprall mit einem Feldspieler eine Verletzung erlitt, die sich später als waschechter Genickbruch herausstellte. Zu jener Zeit waren jedoch Auswechslungen keineswegs statthaft, und so spielte er beinhart bis zum Schluss mit wackligem Kopf. Erst drei Tage später wurde beim Röntgen die schier unglaubliche Heftigkeit seiner Verletzung festgestellt.

Bei mir dauerte es genau einen Tag. Und es war auch kein Genickbruch, sondern ein ausgerenkter Wirbel. Der Chiropraktiker, der mit drei, vier Handgriffen alles wieder korrekt dorthin schob, wo es sein sollte, kommentierte meine kleine yogische Eskapade nüchtern knapp mit: »Yoga zu Hause? Das lassen wir in Zukunft lieber!«. Und so geschah es auch. Ende! Ich beschloss, Yoga wieder Scheiße zu finden. So wie damals, im Winter auf St. Pauli, als der Schneefall einsetzte.

Dritter Akt: Yogamorphose

Jahre zogen ins Yogaland. Die Bodenturner weltweit verknoteten sich immer öfter und variantenreicher und animierten unter Hinweis auf all die positiven Folgen immer mehr Menschen dazu, sich dem Treck anzuschließen. Yoga wurde mit Hitze versetzt, aufs Surfbrett gepackt oder mit »Power« versehen. Es zog in Fitnessstudios und Hotelsportprogramme ein, ja sogar bei Hebammen, in Firmen, Kindergärten, in Hollywood, Fußballnationalmannschaften oder Altersheimen. Obgleich es nur ein Yoga gibt, sprossen und sprießen immer mehr, immer neuere

Versionen aus dem Boden: mit Hund, mit Baby, mit Partner. Auf Bergen. Vor Fernsehern. Am Strand. Langsam, schnell, intensiv. Hart, fließend, weich. Alles da.

Die rasante Entwicklung verwies ausgeleierte Lieblinge wie das autogene Training oder die klassische Gymnastik auf die hinteren Matten und zog im Windschatten Pilates, Feldenkrais oder Sensory Awareness mit sich. An jeder belebten Ecke entstanden Yogastudios, und mit einem Mal folgten gleich diverse Yogamagazine. Flyer und Plakate luden zu Einsteigerkursen, Retreats oder speziellen Yogacoachings von heimlichen und unheimlichen Stars der Szene ein – aber alles ohne mich.

Ohne meinen Spirit. Ohne meinen Körper. Bis zum Ende der ersten Dekade des 21. Jahrhunderts.

Mein Freund Frank war es schließlich, der mich eines Abends beim gemeinsamen Abendessen in einer Kneipe in Hamburg dazu nötigte, ihn »doch mal zum Yoga zu begleiten«. Oha! Er wusste selbstverständlich nichts von meinem bis dato geheim gehaltenen Bestreben, Yoga als Ausdruck eines bis dato von mir nur zweifelhaft ausgelebten masochistischen Folterrituals zweckzuentfremden. Und auch die nicht gänzlich verheilten »Narben«, die meine jäh beendete Yoga-kompakt-Karriere bei mir zurückließ, blieben ihm natürlich verborgen. Stattdessen hatte Frank nur eines im Sinn – er wollte mich auf der Matte sehen. Und dafür packte er mich direkt an den Eiern: nämlich an meinen ethisch-moralischen Eiern der Verantwortung.

Meine Gesellschaft sollte eine Art Wiedergutmachung darstellen für eine ihm von mir eingebrockte Teilnahme an einem einjährigen Kräuterkundigenkurs, bei dem wir (Wild-) Kräuter erkennen, Kräutertee zusammenstellen oder Kräuterheilsalben anrühren lernen sollten. Ich fand das Thema superspannend und schwatzte es ihm großspurig als gemeinsames Projekt auf. Doch direkt vor dem Start stieg ich wieder aus – zugegeben, nicht die feine yogische Art. Aber ein nicht abzulehnendes Freelance-Jobangebot sticht auch mal persönliche Weiterbildungsambitionen aus. Das schlechte Gewissen blieb. Wie Frank bei seiner Kräuterausbildung – ein ganzes Jahr lang.

Und so fühlte ich mich dummerweise seiner Yoga-Offerte irgendwo verpflichtet.

Doch – entre nous – jetzt kann ich es ja sagen: Das war nicht alles. Natürlich verführte sein Hinweis auf die gemischte Umkleidekabine im Yogastudio. Und auch, dass die Frauenquote bei 80 Prozent liegt und wirklich hübsche Mädchen sich dort regelmäßig auf der Kautschukmatte drapieren. Simple Instinktansprache, doch im Kern viel zu schlapp, den Gebrandmarkten aus seinem Verschlag zu locken, zumal ich glücklich verheiratet bin. Nein, es war etwas anderes: ER hatte sich verändert. Frank. Und ich durfte Zeuge dieses Prozesses sein. So wie ich seinerzeit Theis' Verwandlung beiwohnte, erlebte ich nun erneut die Metamorphose eines Mannes, der sich in gewisser Regelmäßigkeit dem Yoga zuwandte, dessen positive Effekte sich mir step-by-step offenbarten – eine wahre »Yogamorphose«!

Frank ist grundsätzlich ein Strahlemann. Mit einem Mal schien er aber vor jedem Treffen in einer Art Gute-Laune-Napf gebadet zu haben. Wann wir uns auch auf ein schnelles Kaltgetränk trafen, jedes Mal kam er gerade vom Yoga und präsentierte sich verdächtig gut aufgelegt. Und dabei hatte er wie jeder andere Mensch auch kleinere und größere Probleme privat und beruflich zu bewältigen. Aber so viel war mir klar: Definitiv begegnete er ihnen mit einem gelösten Lächeln, einer lockerflockig aufrechten Körperhaltung und einer positiven Wortwahl, so auch bei unseren abendlichen Treffen. Revolutionär! Keine Worte über andere, keine Worte des Zweifelns. Nein, er war entweder frisch gebrainwashed oder dank seiner dauerhaften Praxis ganz bei sich, bei uns, ruhig, milde und konzentriert. Im Hier und im Jetzt. Beneidenswert zufrieden und beängstigend kitschig. Als hätte er den Schlüssel zu seinem persönlichen Glück gefunden.

Und – was war denn das? – sehnige Muskeln am Unterarm!? Wer einen Profi-Yogi mal aus der Nähe inspiziert hat, der weiß, vom kleinen Zeh bis zur Kopfhaut ist der Körper ein strammdelikater Muskel. Ein sorgfältig gepflegter, anständig gewarteter Tempel, der weder labbrige Fettpölsterchen noch Wrestler ähnliche Muskelberge aufweist – die Hülle ist schlicht mit Liebe ausdefiniert und eine bemerkenswerte Augenweide für Betrachter und Besitzer. Vor allem in gemischten Umkleiden.

Okay, ich will nicht durchdrehen! Ich erspähte ja lediglich Franks Unterarm. Doch womöglich schlummerte unter seinem Hemd ein atemberaubendes Körper-Gesamtkunstwerk!? Alles nur Spekulation. Sicher war ich nur in einem: Yoga hatte die Ursula Karven in ihm geweckt! Denn mit Verlaub: Uschi sieht wirklich Bombe aus. Fit und frisch wie eine Erstsemesterin von der Sportuni Köln.

Und Frank tat dies nun plötzlich auch. Für seine Verhältnisse. Die Augenfurchen waren mit eigenem Lebendfleisch aufgefüllt, nicht mehr so tief und trocken und mit grauschwarzen Pandabärringen unterlegt. Das gab seinem ohnehin hageren Verzichtgesicht einen wohltuenden zärtlichen David-Hamilton-Weichzeichner-Aufguss. Zusätzlich wich sein blasser Teint dem eines rosigen Nordsee-Urlaubers, März-April-Nebensaison. Kann man gutes Wetter erwischen, muss man aber nicht, doch Farbe bekommt man trotzdem.

Alle Eindrücke zusammengefasst: beachtlich! Ich hätte im Leben nicht geglaubt, dass ein mitunter daddelndes Nachtschattengewächs per Yoga zu einem derart stolzen Schwan mutieren kann. Der Mann war fleischgewordene Yogawerbung pur. Blöde Erfahrungen, schlechtes Gewissen und moralische Verantwortung – sei's drum, Frank war ein Zeichen, ich musste es noch einmal wagen. Und sind nicht ohnehin aller guten Dinge drei?!

Vierter Akt: Dämon-Yoga

Am Abend seiner Aufforderung, ihn zukünftig zum Yoga zu begleiten, erbat ich mir dennoch zwei Tage Bedenkzeit, dann würde ich mich bei ihm melden. Als ich durch die kühle Hamburger Nacht zurück nach Hause radelte, musste ich inspiriert von meinen in der vergangenen Zeit angehäuften Eindrücken von Frank unweigerlich an den miesen, tief in mir verborgenen Dämonen denken, der sich in meinen frühen Jahren so schadenfreudig wie ein Autobahngaffer an meinen großen Niederlagen, an meinen peinlichen kleinen Momenten des Scheiterns in vollem Umfang labte und allmählich zu einem unerwünschten Begleiter in geistiger Stille heranwuchs.

Seine Signale durchdringen noch bis heute die dicke fette Schicht an Konzepten und erlernten Regeln, und unterminieren sogar die gelebten Erfahrungen, ob gut, schlecht oder neutral. Und auch, wenn seine Message vermehrt unerhört bleibt, der Sack ist da und sendet. Natürlich erst recht, denkt man ganz bewusst an ihn, wie ich an diesem Abend, auf dem Rückweg nach Hause ... da war zum Beispiel mein erster und einziger Einsatz in einem offiziellen Fußballspiel der E-Jugend des VfL Bad Zwischenahn. Eingewechselt in der zweiten Halbzeit, weniger wegen meiner bestechenden Jokerqualitäten, vielmehr aus schierer Personalnot, plumpste mir der Ball im Elfmeterraum direkt auf die Füße. Solch wundersame Gefallen verkneift sich Mr. Fußballgott in der Regel, dachte ich, und dankte seiner Großzügigkeit mit einer gekonnten Drehung, aus der heraus ich die Pille in die rechte untere Ecke zirkelte – unhaltbar. Für meinen eigenen Torwart. Dank dieses wahrlich ausgebufften Kabinettstückchens verloren wir 2:3. Und ich nicht nur den Platz in der Mannschaft, sondern einen ganzen Sport und den Glauben an meine eigene Leistungsfähigkeit.

An der Elbe entlangstrampelnd, fragte ich mich an jenem Abend zum ersten Mal, was wohl aus mir geworden wäre, hätte ich wie 99,9 Prozent meiner Mitspieler auf das richtige Tor geschossen, und vor allem: Wie wäre mein Leben dann verlaufen, hätte ich den Treffer zum entscheidenden 3:2 gelandet!? Würde ich auch ein Minderheiten-Yogabuch schreiben oder gerade nach einer gefeierten Fußballspielerlaufbahn für meinen A-Trainerschein büffeln, mit Katrin Müller-Hohenstein schäkern und live im ZDF Spiele analysieren?

Eine weitere Erinnerung schoss aus den Tiefen meiner Seele empor: Sportunterricht, 1984. Holger Scheffel, der mit Afro, Pornobalken und silberfarbenem Trainingsanzug unangefochtene Idealtypus eines Sportlehrers, erklärt in einer kurzen, aufrüttelnden Rede, wie unsere jüngste Zukunft aussehen wird. Aus journalistischen Sorgfalts- und persönlichen Nostalgiegründen zitiere ich seine bis heute unvergessene gesamte Ansprache: »So, ihr Eichhörnchen. Der Ball ist tot, Turnsaison ist eröffnet. Holt das Reck raus!«

Unmissverständlich, wie es nur Weltgewandte beherrschen. Was ein Exot. Wie landete der damals eigentlich ausgerechnet in meiner norddeutschen Heimat?

Holger war eine Ikone für uns alle. So eine Art »erster Kuss auf Zunge« mit der Lässigkeit der großen, weiten Welt – intensiv, abenteuerlich und schmeckt nach!

Er cruiste ständig mit seiner Mercedes-Pagode »Lux« rauchend durch den Ort, und abends, wenn sich die Kurgäste nebst Schatten erschöpft von den Moorheilbädern in ihre Kissen sinken ließen, hockte er im Lokal von Welt, »Zorbas« – der, na, du ahnst es, Grieche, trank ein Bier, erzählte frei von Adjektiven aus seinem Leben, bis er müde wurde, und dann schnappte er sich seine Freundin und knatterte nach Hause, in sein kleines Holzhäuschen voller afrikanischer Masken an der Wand, direkt am See.

Es hieß, er habe jahrelang in Afrika gelebt, bevor er bei uns im Dorf aufkreuzte. Ein echter Typ. So einen Cosmopoliten mit C hat man bis heute nicht mehr in Bad Zwischenahn gesehen. Und das, obwohl die »Baumschule Bruns«, die größte Baumschule Europas, dort ihr Zuhause hat, und alle Promis dieser Welt, Fernsehmoderatoren, Disney World und eine Latte an gediegenen Oligarchen ihre Topftannen da einkaufen. Aber so einen wie Holger Scheffel – nein!

Also Reck!

Meine Mutter hatte mir arg übergewichtigem Kind zu meinem zwölften Geburtstag einen hellblauen Puma-Jogginganzug aus Baumwolle geschenkt. Dass dieser Anzug was mit Sport zu tun hatte, musste man allerdings dazusagen, denn dieser babyblaue Albtraum sah aus wie ein ... nein, es war ein Schlafanzug! Sicherheitshalber hatte ihn meine Mutter eine Nummer zu groß besorgt. So konnte sie sicher sein, dass er trotz meiner rasanten Gewichtszunahme mindestens ein Schulhalbjahr halten würde. Im Erstbezug war er mir indes zu groß, sogar so sehr zu groß, dass der Gummizug am Hosenbund nicht hielt und somit das Beinkleid abzurutschen drohte.

Ich erklärte meiner Mutter das Dilemma, welchem sie sogleich ein Ende bereiten wollte. Wer Dagmar Busemann jedoch etwas besser kennt, weiß, solchen Versprechen schließen sich Wartezeiten an. Furchtbar unvergnüglich ausgedehnte Wartezeiten, übersetzt: Es passierte überhaupt nichts.

Ehe ich mich versah, stand ich plötzlich in der besagten Turnstunde im Jahr 1984. Zu jener Zeit erfreuten wir uns noch an gemischtem Sportunterricht, der für mich in jeder 45-minütigen Ausgabe wieder neue Facetten des Versagens bereithielt. Ganz gleich, welcher Ballsport, ob Fußball, Volleyball oder Hockey – es schien nicht nur so, ich war immer der Letzte auf der Bank. Mich heilte auch keine Leichtathletik-Einheit. Dann war mein sagenhaftestes Erfolgserlebnis, an der Stunde teilgenommen zu haben.

Und um die Demütigung komplett zu machen: Ich kam in meiner gesamten Schulzeit nicht ein einziges Mal in den Genuss einer Siegerurkunde. Einer eigenen Siegerurkunde, versteht sich.

Und jetzt also Turnen. Einer nach dem anderen sollten wir uns an der Reckstange hochschwingen, eine schnelle, kleine und galante Drehung kopfüber vollziehen und schließlich zurück auf den Boden in den Stand springen. Eine Vorwärtsrolle an der Stange eben, das war's. Klingt einfach. Aber nicht für einen dicken Jungen.

Erstes Hindernis: Sprung- und Armkraft reichten nicht, um meinen hellblauen »Ich-bin-zwei-Öltanks«-Klops-Körper auf die Stange zu hieven. Holger befahl Unterstützung, woraufhin zwei meiner Mitschüler artig zu mir eilten und sich bei meinem nächsten Versuch gegen meinen kreisrunden Elefantenpo stemmten, um mich mit all ihrer Kraft nach oben zu drücken. Nach zähem Gerangel und ordentlichem Geächze hing ich schließlich, wie ein fetter Mehlsack, völlig bewegungslos an der Stange und schnappte nach Luft. Das Metall presste sich dabei so schmerzhaft in meine Leiste, dass ich mich instinktiv mit meinem Oberkörper weiter rausdrückte und schließlich wie ein aufgeplusterter Braunbär am Metallast baumelte. Und was passiert gerne, wenn man so vor sich hin baumelt – es löst sich so einiges. Bei mir war es dummerweise die Hose.

Die Ouvertüre gab der Hosenbund, der zunächst lediglich ein paar Millimeter verrutschte, dann jedoch wie mit einem Paukenschlag den Vorhang und damit meinen riesigen, flächigen Hintern in ebenfalls hellblauer Unterhose freilegte. Da diese ob der Anstrengungen meiner hilfeleistenden Mitschüler jedoch arg verrutscht war, blitzte nun das gesamte Fleisch des gut abhängenden Schinkens im fahlen Neonlicht der Turnhalle. Ein Segen, gab es noch keine Handys, kein Twitter, kein virtuelles Mobbing. Die gesamte Klasse krümmte sich vor Lachen, japste nach Luft, fiel einander in die Arme, so brüllten und prusteten sie. Und ich wusste nicht, wie es weitergehen sollte. Denn ich bekam weder ordentlich Schwung, um mich nach vorne zu kippen, noch hatte ich genügend Kraft, mich wieder zurück und von der Stange zu schieben. Holger half mir schließlich hinunter, klopfte mir auf die Schulter und fand wie immer geniale Worte: »Passiert mal, Busy. Stell dich wieder hinten an.« Oh, wie recht er hatte. Nicht lange damit aufhalten, Gespött zu sein. Einfach weitermachen. Vermutlich war er der erste Yogi, der mir begegnete. Und so stellte ich mich eben wieder hinten an. Weil Holger es mir sagte, weil ich nicht aufgeben wollte, ja, und irgendwo auch als Vorfreude für die anderen.

Das Gute an derartig peinlichen Pleiten ist ja der reinigende Effekt. Sie zeigen einem relativ unverblümt, was man tun und was man lieber lassen sollte, wofür man ein Händchen bzw. Popöchen hat und wofür es sich nicht aufzustehen lohnt. Den Schulsport zu ignorieren ist natürlich unmöglich. Hegt man jedoch keinerlei größere Ambitionen an einer Fabian-Hambüchen-ähnlichen Karriere, muss man sich in der Freizeit auch nicht dem ostfriesischen Turnverband anschließen.

Stattdessen reüssierte ich in anderen Sportarten. Ja, auch ich fand nämlich einen Sport, der mir zwar keine Urkunden, aber jede Menge großartige Ausschüttungen an Endorphinen schenkte. Er wurde meine Jugendliebe, der ich bis heute treu geblieben bin: das Laufen. Seit ich 17 Jahre alt bin, gehe ich regelmäßig Joggen. Mal mehr, mal weniger, doch beständig. Tennis, Schwimmen, Radfahren – sie kamen, lockten, verführten und irgendwann gingen sie wieder. Ohne richtig Tschüss zu sagen. Ende offen.

Einzig das Joggen blieb. Der treue Bewegungsvasall für alle Individualisten, die keinen Bock auf vorgeschriebene Uhrzeiten, feste Regeln und Rhythmen haben. Und eigentlich auch nicht auf Gemeinschaftsumkleiden ... Aber das sollte sich ja jetzt ändern.

Finale: Happy-End-Yoga

Zu Hause angekommen, stieg ich vom Fahrrad, ging ins Haus und putzte mir die Zähne. Und mit dem Blick in den Spiegel wurde mir klar: Dämon hier, Jogging da, jetzt ist meine WAHRE Zeit für Yoga angebrochen.

Die gewonnenen Eindrücke von Theis und Frank standen arg im Kontrast zu diesem dauergestressten, fahlen Typen, der mir da am Waschbecken mit seiner Kai-Pflaume-Elektrozahnbürste im Spiegel gegenüberstand. Dazu ein kleiner, aber feiner Kuchenomabauch, jede Menge Falten und sich verabschiedendes Haupthaar – es gab keinerlei Gründe, die offizielle Yoga-Entscheidung um zwei Tage hinauszuzögern.

Ich griff zum Handy und schrieb Frank eine Nachricht: Ich bin dabei.

Holger hätte es niemals treffender auf den Punkt gebracht.

VORHER – NACHHER
Mängelliste aus der Prä-Yogi-Werkstatt

Ganz beulenfrei ziehen die Jahre der Familiengründung nicht an einem vorbei. Aber wem erzähl' ich das!? Vaterschaft, Jagd nach Beute, Eheerhaltungsmaßnahmen und notorischer Freizeitmangel bei täglicher Selbstentfremdung setzen einem schon arg zu. Bevor ich in den Schneidersitz plumpste, wies ich eine ganze Latte an, nennen wir sie mal liebevoll »Gebrauchsspuren« auf: Fährt noch, aber könnte mal grundüberholt werden.

Hier mal die dicksten Dinger im Sammelsurium. TÜV hätte ich damit nicht mehr geschafft.

Körper

- regelmäßige ***Schmerzen*** im unteren Rücken, denen teilweise nur mit ärztlicher Hilfe (Chiropraktik) beizukommen war; andauernde Nacken- und Schulterverspannungen durch falsche, gedrungene Sitzhaltung am Computer.
- saisonale ***Erkältungsklatsche***: Ich nahm mit Sicherheit jede Erkältungs- und Grippewelle mit und natürlich die gesamte Kindergarten-Bazillen-Ernte, die die Kleinen einfuhren.
- ***Schlafstörungen***, teilweise begleitet von fürchterlichem Herzrasen. Mit Vorliebe wachte ich nachts auf und geriet in den Sog einer unaufhörlichen Gedankenmühle. Panik-Tenor: »Wie soll ich das nur alles schaffen!« Ich zermarterte mir den Kopf über die Arbeit, über meine Zukunftsvision, über den steigenden Druck, durch immer mehr zu versorgende Kinder, den andauernden Stress … stundenlang. Oft konnte ich nicht wieder einschlafen und setzte mich dann ab 5 Uhr morgens wieder an den Computer.
- Was ich in der Nacht denken konnte, konnte ich auch am Tag. Zum Herzrasen kamen dann kalte ***Schweißausbrüche*** mit Atembeklemmung dazu.
- ***Null Muskelzuwachs***: zwar schön ausdefinierte Beine durchs Joggen, aber ein Oberkörper wie ein Konfirmand.

Ernährung

- generell: ***Allesfresser***!
- ***viel Fleisch*** (Wurst jeglicher Art, mal Schnitzel, auch Burger)
- jeden zweiten, dritten Tag ***Nudelgerichte***
- ***wenig Salat***
- zum Frühstück Brote, ***Croissants*** oder Franzbrötchen
- Wasser mit Kohlensäure, Apfelschorle und ***Kaffee*** in der Flatrate
- statt Mittagessen auch mal gerne ***Kaffee und Kuchen***
- ***spätes Abendessen***: zeitweise erst um 22 Uhr vor dem Fernseher
- regelmäßiges Überfressen

Verhalten

- nervöser, ***oberflächlicher Augenkontakt***
- ***nicht selbstbewusst***, oft gehemmt und daraus resultierend aus Selbstschutz sozial eher abgeneigt
- ***geringes sexuelles Verlangen***: mehr Stress, weniger bis überhaupt kein Sex. Sex wurde zu einer Ausnahme. Man hätte einen Feiertag danach benennen können.
- voreingenommen, ***spekulativ***, verantwortungslos im Wort, ignorant, arrogant, zynisch, ironisch
- ***blockierte Stimme***, grundsätzliche Angst vor Kontrollverlust
- ***geringe Aufmerksamkeitsspanne***
- ***ungeduldig*** in allen Lebenslagen, als Zuhörer, Autofahrer, Vater und Partner
- ***Informations- und Internetsucht:*** Jede freie Zeit zu Hause habe ich am iPad oder iPhone verbracht.
- ***Gereiztheit und Freudlosigkeit*** als eine Art Dauerzustand – selbst das gebetsmühlenartige Vorbeten meines Glücks, dass

ich mit dieser Frau, den Kindern und meinem Beruf mein Leben gestalten kann, hat nichts geholfen. Latent bis leicht depressiv – eine Diagnose, die einem eigentlich jeder Psychoklempner erteilt, wenn man vor lauter Arbeit nicht mehr ein noch aus weiß.
- ***hohe Negativerwartungsrate:*** Das wird nix!

Und so weiter. Der eine oder andere »Defekt« schürfte tiefer oder nervte mehr. Nicht alle verschwanden mit Yoga sofort, aber Linderung und Besserung traten ein.

Mit dem Einzug des Yoga habe ich erst einmal meine ehemals zweitäglichen Laufeinheiten reduziert – auf maximal zweimal pro Woche jeweils 45 Minuten. Ich bin ja kein Zeitmillionär.

Aber somit halte ich meine Kondition, erfreue mein Herz-Kreislauf-System, fröne meinem Bewegungsdrang an der frischen Luft und schone die Knie, um sie schließlich beim Yoga wieder zu belasten.

Ich versuche zweimal pro Woche Yoga im Kurs zu praktizieren und so oft wie möglich zu Hause – das Programm gestalte ich ganz nach Lust und Laune und mit Ursula Karven, Happy-FitYoga, Esther-Yoga, einer Yoga-App, Yogaeasy.de, aus dem Kopf, mit einer »Sivananda«-Audio-CD oder Programm aus meinem Yogastudio etc. Zu all den Quellen aber später mehr.

Warum gerade Yoga?

Dank Yoga wurde ich vom ersten Tag an bildschön. Endlich sind meine Zähne weiß, und mein Körper ist gestählt wie der eines American Dreamboy, ach, wie der von Christiano Ronaldo, aber das ist ja dasselbe. Außerdem bin ich mittlerweile mehrfacher Millionär, denn das Böse habe ich einfach weggelächelt und mit klarem yogischem Geist clevere Business-Entscheidungen getroffen. Ich verabrede mich einmal die Woche mit Sting oder wahlweise Orlando (übrigens: Bloom) zum »Sonnengruß« im Park. Anschließend trinken wir süßen Firlefanze meistens grüne Smoothies und spinnen neue Musik- und Filmprojekte. Ach, was ein Spaß. Die zwei sind derzeit ein bisschen neidisch auf meinen Erfolg als Unternehmer, da meine Billig-Yoga-Kette »McYoga« (Finger weg! Registriert.) so richtig brummt, bundesweit, Quatsch, weltweit, meine ich. Expansion, wo die Matte hinpasst … NEIN! Natürlich nicht.

Aber mein Leben hat sich tatsächlich verändert, und du darfst dir sicher sein: Das blüht dir auch, vorausgesetzt, du hast Bock auf Yoga und gibst dem Geturne eine ernsthafte Chance.

Denn wie es beim Aufwachsen von Kindern immer so schön heißt: »Es wird von Jahr zu Jahr besser«, so trifft diese ausgelutschte Floskel tatsächlich auch auf die Yogapraxis zu. Es lohnt sich!

Was mir Yoga schenkt

- ein verändertes, federleichtes Körpergefühl – so müssen sich Tänzerinnen in Hebefiguren, Väter im 36°-Spa-Becken, Kinder auf dem Trampolin und Per Mertesacker nach der Eistonne fühlen. Auch von Rückenschmerzen habe ich nie wieder was gehört!
- ein gepflegtes, fein definiertes Body-Styling – siehe den Yogatrainer deines Vertrauens in Badehose oder weniger.
- eine betörende Fitness und Ausdauer – auch DU kannst ein »IRONMAN« sein.
- ein »Herkules«-Immunsystem, das wie eine Firewall selbst die hartnäckigsten Kindergartenviren davon abhält einzudringen. »High«, weil dauerhaft erkältungsfrei.
- wacher, klarer, konzentrierter Geist.
- langer, ruhiger Atem und damit weitestgehend: Gelassenheit.
- eine gerade Haltung, keine angezogenen Schultern.
- fester Händedruck, offener Blick, festes Lachen.
- freie, klare Stimme.
- ein Leben mehr im Moment, weniger im Gestern und Morgen – und dadurch eine positive, optimistische Grundeinstellung.
- 30 Minuten mindestens am Tag draußen sein.
- regelmäßige Arbeitspausen – Ich arbeite nie länger als 90 Minuten am Stück am Computer.
- eine bewusste Lebensweise und damit auch Reduktion auf die wirklich wichtigen und für mich nützlichen Dinge.

Ich habe die Ernährung umgestellt, esse mehr Gemüse, weniger bis gar kein Fleisch, ich habe Kaffee reduziert, Kräutertee maximiert, Obst ebenso, und Alkohol gibt es ohnehin selten.

Ich gönne mir gerne mal ein Stück Kuchen, weil es meine Lebensqualität steigert.

Dogmen nerven, und Essen soll mir auch weiterhin Freude bereiten. Aber Maß und Qualität sind so ein Ding. Das habe ich jahrelang versäumt zu schulen – nun übe ich es. Teilweise bin ich jedoch sehr streng mit mir. Situativ liebe ich es zu verzichten, nicht weil ich es muss, sondern weil ich es darf. Manchmal freue ich mich nämlich, wenn es bei der Grenzenlosigkeit an Freiheiten und Möglichkeiten, die wir alle rauf und runter haben, Strukturen und Regularien zur Orientierung gibt. Für mich bedeutet auch das Freiheit, eigenverantwortlich seine Möglichkeiten einzugrenzen.

Deswegen bin ich aber jetzt kein Spaß befreites Brötchen, das jeden Tropfen Alkohol verwehrt, nur noch Rohkost konsumiert oder seinen Gästen auftischt und sich den Deokristall unter die Achseln rammt. Auch dusche ich nicht im »Baum« oder mache ständig Hüftöffnungen, um meinen Beckenboden zu trainieren, der mir lustvolleren Sex schenken soll. Nein! Aber wer's mag – gerne doch! Ich respektiere jeden Einzelnen, ob er nun völlig spirituell durchdreht oder dogmatisch mit rigiden Grundsätzen oder Beschränkungen für sich arbeitet. Das sei jedem selbst überlassen, und das gilt es auch zu achten. Kurz: Ich mache mich nicht über andere lustig, so wie ich es grundsätzlich mittlerweile für mich abgelegt habe, mir ständig ein Urteil über andere zu erlauben. Du wirst es nicht glauben, aber erstens fühlt man sich mental besser, sauberer, wie eine mit Sagrotan gereinigte Klobrille, und zweitens spart das herrlich viel Energie, die man sich für andere Dinge aufsparen kann. Notfalls fürs Yoga! Und drittens bleibt man dadurch offen. Packst du nicht gleich den nächsten Mattenfreddy in eine Schublade, in einen Sack oder hängst ein Etikett dran, dann lernst du oftmals so interessante und inspirierende Menschen kennen, von denen du wirklich viel lernen kannst! Und auch deswegen sind wir ja mitunter hier. In diesem Leben. In diesem Augenblick.

Lass mich noch weiter schwärmen – es macht gerade so einen Spaß: Ich habe, Yoga und Meditation sei Dank, es geschafft, wieder Kontakt zu einer von mir im Laufe der Jahre sehr vermissten Person herzustellen: zu Christian Busemann.

Klingt esoterisch verbrämt, nur hatte ich im Spurt der vergangenen Jahre nie wirklich für einen Moment die Maschinen gestoppt und mich in Ruhe und mit Konzentration geordnet, neu ausgerichtet, abgeglichen, ob ich im Takt meiner Werte, Vorstellungen, Visionen lebe oder mir in die Tasche log. Wer ist man, wenn man nur noch reagiert?!

Wie sehr ist man da bei sich?

Ich wusste es nicht mehr. Mit Yoga und der aufgewandten Zeit für die Übungen konnte ich wieder ein leises Stimmchen von mir selbst vernehmen. Mal ist die Leitung besser, mal schlechter, doch das Wichtigste ist: Die Verbindung ist wieder da, sie steht. Ich kann hinabtauchen und mich hören.

Ein unbezahlbarer Schatz, der mir meine verloren geglaubte Wahrhaftigkeit zurückgegeben hat. Ich kann wieder »ich« sein, nicht der, zu dem ich wurde, weil ich mich nur noch in anderen suchte oder sah. Ein großes Geschenk, doch mit Folgen. Denn stürzt die Kulisse ein, offenbart sich das nackte Gerüst dahinter, das nicht jeden einlädt und auch nicht jedem gefällt.

Der Geist klart immer weiter auf, und wer besser sieht, der kann zielstrebiger handeln, weitsichtiger reagieren. Entscheidungsfreude breitet sich aus, das elende Vergleichen verpufft allmählich, und Selbstbewusstsein wird plötzlich spürbar.

Ich habe gelernt, auch mal den Druck beim Erreichen von Zielen rauszunehmen oder lieber erst mal davon abzulassen, ohne dabei meine Vision komplett aus den Augen zu verlieren. Ich möchte sie ja erfüllt wissen, aber der Weg ist vielleicht ein anderer, als der ursprünglich konzipierte. Deshalb gebe ich nicht mehr so viel auf Pläne. Das macht mir die Reise erträglicher, spannender und entspannter zugleich.

Meine mentale Wende wirkt sich natürlich auch porentief fein auf meine Beziehungen aus. Ich lebe die Zeit mit meiner Familie konsequent intensiv und bin mit all meiner Aufmerksamkeit bei ihnen. Und wie ich voll und ganz in die Rolle des Ehepartners, des Vaters und des Freundes eintauche, so konzentriert und wach bin ich bei meiner Arbeit. Hektik lasse ich nicht mehr zu – mit Yoga am Morgen ist eine Erdung, eine klare Haltung für den Tag in meinen Körper eingefahren, die mich stehen und nicht so schnell wanken lässt. Ich habe Kraft, äußerliche und innere, und ich bleibe ruhig und besonnen. Das zahlt sich aus. In Freude, Spaß und beruflichem Erfolg, der sich wiederum auch finanziell positiv bemerkbar macht.

Genug gepriesen. Das waren und sind einige *meiner* persönlichen Erkenntnisse und Beweggründe, Yoga so weit es mir möglich ist zu leben. Und hier folgen weitere:

15 gute Gründe, dir sofort eine Yogamatte zu kaufen

1. Zu einer Yogastunde, sofern sie nicht ausschließlich auf Fitness ausgerichtet ist, gehören immer gute, vom Yogalehrer vermittelte Gedanken, die auf alten Yogaweisheiten basieren.

»Handle, sei und fühle dich groß« oder »Nur wenn wir unser Herz öffnen, können wir auch offen sein für Neues« oder »Es ist alles richtig so, wie es ist«. Ja, klingt immer ein bisschen nach Kalenderblatt, Lebenshilferatgeber oder Astro-TV – aber ganz im Ernst: mal nicht voreingenommen derlei Sätze aufnehmen, mal nicht gleich mit den Augen rollen, sondern auch die Schlichtheit der Anweisung, den einfachen, aber positiven Gedanken Platz machen – das tut nicht nur enorm gut, sondern die vorurteilsfreie Akzeptanz stellt zugleich eine der ersten Lektionen des Yoga dar.

Ich nehme den einen oder anderen Gedanken tatsächlich gerne mit nach Hause. Vielleicht findet er sogar noch mal Nachhall, wenn ich mit meiner Frau Kristy zusammensitze und schon ein wenig darüber reflektieren konnte. Da sind schöne kleine mentale Kraftspritzen dabei.

2. Yoga macht uns immer wieder bewusst, dass wir nicht nur aus einem Po und einem Rücken zum Aufrechtsitzen bestehen, sondern aus vielen unterschiedlichen Körperteilen, Organen, Gliedmaßen. Du wirst es an der sagenhaften Leichtigkeit merken, die sich nach einer entspannten Asanas-Rutsche Bahn bricht und *in uns* ein Bewusstsein für die Details *an uns* schärft. Unser Körpergefühl entwickelt sich immer weiter, bis wir wirklich in der

Lage sind, die feinsten faserhaften Veränderungen in uns wahrnehmen zu können. Mit dem gesteigerten Körpergefühl geht eine verbesserte Körperhaltung einher. Wir merken endlich, dass wir bislang wie ein Affe auf dem Schleifstein am Tisch saßen oder durch das Einkaufszentrum taumeln, als würden wir gleich die Schweine füttern gehen …

3. Du folgst einem Trend und tust es doch nicht. Zwar turnen etwa fünf Millionen Deutsche auf der Matte, aber was bei uns jetzt seit ein paar Jahren in Mode ist, war schon vor 3000 Jahren hip. Quasi ein Dauerbrenner. Mit jedem Sonnengruß, Berg und Krieger erweist du einer alten Tradition die Ehre und erhältst sie am Leben.

4. Die einen schleppen die fette Donnay-Tennistasche auf den Platz, die anderen ziehen ihr zwölfteiliges Schlägerset mit dem Golftrolley übers Green, und wieder andere stehen mit zwei Surfbrettern am Sperrgepäck des Flughafens – wir sparen uns all diesen Kladderadatsch: Sporthose an, Matte raus, los. Auch praktisch für Geschäftsreisen. Yoga lässt sich in jedem Hotelzimmer praktizieren, egal wie klein der Raum ist, zwei Quadratmeter finden sich immer. Einfach dünne (Reise-)Matte in den Rucksack packen oder dranhängen, und du kannst morgens vor dem Frühstück schon mit ein paar Sonnengrüßen für ein brillantes Körper- und Geistgefühl sorgen.

5. Yogis leben bewusst im Hier und Jetzt. Lassen wir das Hier und Jetzt weg, damit wir die Messlatte nicht gleich zu hoch anlegen, bleibt immerhin noch das bewusste Leben. Und das er-

gibt sich wie von selbst, hat es dich ein paar Mal auf die Matte geworfen, in den Schneidersitz gezogen, um zu meditieren, oder in die nächste Buchhandlung, um ein bisschen in Sachen Philosophie des Yoga zu recherchieren. Nehmen wir mit der Asanas-Praxis körperlich als auch geistig eine Auszeit vom Alltag, von all den Dingen, die uns fieberhaft beschäftigen, schauen wir bewusster auf uns. Auf unsere Eigenschaften, Gewohnheiten, unser Umfeld, unser Tun. Ganz automatisch fängt man an, sein Leben zu scannen und positiv zu verändern. Das beginnt mit einer anderen, wertschätzenden Ernährung, einem achtsameren Umgang mit sich und anderen, weniger Konsum, mehr Geduld, weniger Ablenkungen durch Medien, mehr Gehör für seine innere Stimme. Yoga ist das Oldschool-Lifechanging-Tool. Du kannst dir einen Lebenshilferatgeber kaufen und darin die Tests und Multiple-Choice-Aufgaben lösen, oder du legst dich auf die Matte – und die Veränderung beginnt von selbst.

6. Yoga sorgt für klare Gedanken, ist aber auch eine klare Ansage – und die gilt auf der ganzen Welt: Die Krähe ist die Krähe, der Baum der Baum und der Sonnengruß der Sonnengruß. Zwar mag es kleine Unterschiede in der Durchführung der Übungen geben, doch im Grunde herrscht das Franchise-Prinzip à la McDonald's: Der BigMac schmeckt in Budapest oder Bad Zwischenahn, sowohl in Moskau als auch in Sierksdorf überall gleich. Und ganz ähnlich verhält es sich mit den diversen Yogapositionen. Du kannst Yoga also als eine Art Kommunikationsmittel betrachten, das du sofort sprichst und verstehst, ganz gleich, wo du gerade auf der Welt mit Yogis

zusammentriffst. Überall findest du sofort Turnbuddys im Geiste und dadurch Zugang zu Einheimischen. Endgültig vorbei sind damit die Zeiten, in denen du den seltsamen Instruktionen des Drill-Sergeants mit dem Headset im Fitnessstudio intellektuell nicht mehr folgen konntest oder auf Reisen sozial verwaist bist.

7. Ich habe durchs Yoga viele interessante Menschen kennengelernt. Irgendwie tummeln sich hier relativ viele von uns mit besonderem Lebensentwurf, mit Brüchen in der Biografie, nett anzusehenden Schönheitsfehlern, hochspannenden Geschichten. Echte Persönlichkeiten. Manche von ihnen inspirieren uns, mal ein anderes Licht auf unser eigenes Leben zu werfen.

Und für alle alleinstehenden Väter muss an dieser Stelle natürlich wieder festgehalten werden: Yoga bietet eine prima Möglichkeit, eine nicht nur nett anzusehende, womöglich auch gelenkige Partnerin zu finden, sondern auch eine, die dieselbe Lebenseinstellung teilt.

8. Es gibt nur EIN Yoga, aber viele Yogastile. Der eine lässt den Schüler langsam in die Position gleiten, der andere arbeitet eher dynamisch, ähnlich wie im Fitnesskurs. Und wieder ein anderer verwendet gerne Hilfsmittel wie Blöcke oder Bänder. Und so weiter. Im Laufe der Jahre und des anhaltenden Trends haben sich mehr als einhundert geschützte Stile entwickelt. Als eine Reaktion auf neueste Forschungsergebnisse, auf vielfach unterschiedliche Interessen und Vorlieben der Menschen und als eine relativ logische Folge von Angebot und Nachfrage. Gibt es eigentlich Kälteyoga?

Im Zweifel: Ja! Sicher ist: Auch du wirst einen Yogastil finden, der zu dir passt.

Du probierst also ein paar aus, und am Ende wird es dann die Version, bei der dich der Yogalehrer am meisten geflasht hat. So läuft's in der Regel. Stimmen dann noch Lage und Atmosphäre des Studios sowie die Mityogis, ist die Nummer geritzt. Fakt ist: Dein Yogakurs muss *für dich* passen und gut in deinen Alltag integrierbar sein.

Kleiner Hinweis aus eigener Erfahrung ☺:

Wenn du noch nie Yoga praktiziert hast, dann starte deine Testreihe lieber in von Profis angeleiteten Yogakursen und nicht auf eigene Faust, mit einem Buch oder einer DVD. Damit kannst du dir womöglich schaden und verlierst so wahrscheinlich auch die Lust weiterzumachen.

Mein Yoga, dein Yoga – ein Schnellcheck

Der ein oder andere hat es ja ganz gerne, wenn er ein paar Punkte auf dem Zettel hat, auf die er achten kann, wenn er sich auf die Suche nach dem für ihn optimalen Yogakurs begibt. Im Folgenden eine kleine, feine Checkliste.

- Ist mir der Yogalehrer sympathisch?
- Wie vermittelt der Yogalehrer Inhalte und Positionen? Nimmt er aktiv Korrekturen an den Positionen bei jedem einzelnen Yogi vor oder beschränkt er sich auf bloße Anweisungen?

- Drängt mich der Yogalehrer zu bestimmten Übungen oder Intensivierungen, und entsteht somit für mich Leistungsdruck?
- Wird im Yogakurs mit all den Yoga-Elementen gearbeitet, die mir wichtig sind – oder mit zu vielen oder zu wenigen? Zu spirituell? Zu sehr im Gym-/Fitness-Style?
- Ist der Yogakurs immer wieder spannend, langweilt oder überfordert er mich?
- Fühle ich mich in der Gruppe wohl oder eher unbehaglich?
- Wie groß ist der Aufwand für mich, an dem Kurs teilzunehmen? (Lage, Anfahrt, Kursplan, Kosten)
- Bietet das Yogastudio darüber hinaus noch Workshops, Kurse, Veranstaltungen an?

9. Yoga ist für mich auch eine Art »Auswringen« meines Körpers. So wie du eine aufgeschnittene Pampelmuse auf dem Entsafter drehst und quetschst, um an die Flüssigkeit zu gelangen, so wringst du deinen Körper durch die Drehpositionen regelrecht aus. Denn in Kombination mit einer tiefen Atmung wird die Durchblutung in den Organen angeregt, die Hormondrüsen geben Vollgas, und mehr Sauerstoff bereichert deine Zellen. Das ist dein persönliches Detox, denn so wird dein Körper dabei unterstützt, Giftstoffe auszuscheiden. Und – kein Witz – man spürt diese innerliche Selbstreinigung während der Übungen, es wird ganz warm im Innern. Und, völlig unyogisch, schmeckt der Kaffee nach einer Yogalektion auch

viel herrlicher als sonst. Aber wir trinken ja nur noch Zitronengrastee ...

10. So fremdbestimmt wie wir als Ein- oder Mehrfachväter unterwegs sind, waren wir es unser Leben lang noch nicht. Es gibt immer ein anderes Lebewesen, das das Zepter deiner Tagesgestaltung in der Hand hält: Kind, Kinder, die Freundin, Frau oder der Chef oder Auftraggeber, aber ganz bestimmt nicht DU! Da loben wir uns doch die altehrwürdige Trendgymnastik, um zumindest einmal am Tag in das Sporthöschen der vergnügten Eigenverantwortung zu schlüpfen. In der Yogapraxis bist du dein eigener Herr. Du selbst entscheidest jedes Mal aufs Neue, wie hoch du die Messlatte legst und wie weit du gehst, getreu dem fabelhaften Swingermotto: Alles kann, nichts muss!

11. »Jeder guckt nur auf seine eigene Matte! Es gibt überhaupt keinen Grund zum Nachbarn zu schauen. Ihr seid alle nur für euch selbst hier«, ermahnen meine Yogalehrer uns oft. Aber es steckt anfangs einfach noch so in einem drin.

Man ertappt sich des Öfteren dabei, wie man sich vergleicht und mit einem kurzen Blick beim Mattensozius »informiert«, ob er beim Hund seine Fersen auf den Boden klebt oder doch mehr auf den Fußballen balanciert. Natürlich haben die Profiyogis recht. Es ist völlig egal, ob und wie es der andere macht. Wichtig ist es, für sich selbst zu entscheiden, wie sehr ich mich heute in die jeweilige Position begeben kann. Oder was ich nach so einem blöden Tag vielleicht lieber sein lasse.

Yoga setzt volles Rohr auf das Selbstregulativ jedes Einzelnen. Es geht darum, seine Grenzen wahrzunehmen und zu akzeptieren. Mal gelingt einem die Asana besser, mal schlechter, mal überhaupt nicht. Jedes Mal ist anders. Hier lernen wir nicht nur unseren sportlichen Ehrgeiz kennen, sondern treffen auch relativ gefühlsecht unsere charakterlichen Stärken und Schwächen. Wenn es in der Yogastunde darum geht, die Übung noch ein bisschen zu vertiefen, indem sie sich von Haltung zu Haltung um Facetten und Varianten steigert, komplizierter wird oder sie länger »ausgehalten« werden muss, dann geben sich viele einen inneren Ruck, beißen die Zähne zusammen, schwitzen, ächzen und stöhnen. Sie probieren es. Sie wollen es schaffen.

Die Praxis der Asanas ist nicht nur auf Kuschelkurs mit Prinz Valium und seinem Wohlfühlprogramm aus, nein, die kann schon was. Sie fordert heraus, sie steckt ab. Mal nehmen wir das gerne an, mal können wir freundlich darauf verzichten. Und beides ist genau SO gut!

12. Du bist ein blutjunger Vater, gerade mal 17 Jahre alt, und hast dummerweise auf der Klassenfahrt nach Bad Tölz die zwanzig Jahre ältere Busfahrerin geschwängert? Oder wandelst du ehrfürchtig auf den Spuren eines Anthony Quinn oder Julio Iglesias, die im hohen Alter noch mal das Projekt »Nachwuchs« neu auflegten? Wie auch immer: Gratulation! Was auf der Matratze funktioniert, funktioniert auch auf der Matte. Und noch besser, denn Yoga ist wie die Altersempfehlung zahlreicher Brettspiele: ab drei Jahren bis offen. Sind ja nun doch die meisten Sport- und Bewegungsarten im Leben zeitlich limitiert, lässt sich Yoga sowohl als Kleinkind als auch als Greis praktizieren. Jedes Alter hat seine Asanas. Also, wenn nicht heute, dann vielleicht über-

morgen. Das bisschen Equipment kannst du dir auf jeden Fall schon mal zulegen. Was du hast, hast du!

13. Yoga ist ein beachtliches Heilmittel bei leidigen Beschwerden. Es aktiviert unsere Selbstheilungskräfte: Puls und Blutdruck sinken, Nacken- und Rückenschmerzen verpieseln sich ins Reich der Vergessenheit, und kleine Zipperleinchen, die man so mit sich rumschleppt, ihnen aber keine weitere Beachtung schenkt, lösen sich auf – natürlich immer vorausgesetzt, du praktizierst regelmäßig. Auch Schlafprobleme werden durch die intensiven Atemübungen (Pranayama), die unser Lungenvolumen vergrößern und für eine tiefere Atmung sorgen, ausgemerzt. Wer tief atmet, muss weniger atmen, und das wiederum beschert uns ein unbeschwertes Nickerchen. Die Verdauung wird angeregt, wir sind ausdauernd, reaktions- und konzentrationsfähiger, können wieder zuhören und folgen, sind besser durchblutet, unsere Gesichtsfarbe ist selten blass, und unsere Koordination und Balance werden geschult.

Yoga fühlt sich vom ersten Moment richtig an und gesund. Je länger wir dabei sind, desto fitter werden wir. Unser Körper wird elastisch und wendig, die unterschiedlichsten Muskelgruppen durch die Vielzahl an Stellungen zudem definierter. Unsere Haltung ist aufrecht, unser Kreislauf sowie unser gesamtes Immunsystem werden enorm gestärkt.

14. Zu Hause herrscht Alarmstufe »Laut«: Kindergeplärre, Kinderquatsch, Kinderkacke. Und die Tausendsassa-ein-Mann- brilliert-an-allen-Fronten-Nummer, die dich willenlos wie eine polierte Flipperautomatenstahlkugel von einer anspruchsvollen

Heldenrolle in die nächste ballert, raubt dir Kraft, Verstand und Freundlichkeit! Dann klapp doch vergnügt deinen soliden Körperhaufen auf die Matte, und chill den Geist. Neustart. Sollen wirklich alle Programme abgeschaltet werden – ABBRECHEN oder OK? OK! Der Apparat fährt runter und wieder rauf, mit viel Energie und emotionalen Glückskeksen. Das stärkt unsere Psyche, und die sitzt mit ihrem dicken Hintern unsere Ängste platt. Depressionen werden gelindert. Wir sind fitter im Kopf, deutlich konzentrierter, schulen unser Erinnerungsvermögen und verbessern unsere Lernfähigkeit.

15. Wir können uns als Väter sicherlich nicht über mangelnde Herausforderungen und fehlende Abwechslung im Alltag beschweren. Tun wir auch gar nicht. Wir halten den Ball flach und sind selig, wenn alles irgendwie fließt und funktioniert. Nun kommt aber eine weitere Challenge dazu, nämlich dann, wenn die Yogalehrerin die Position der »Krähe« oder den »Kopfstand« ankündigt. Da rutscht einem schon mal schnell die ersehnte Erleuchtung in die schlecht sitzende Hose. »Wie soll ich denn das hinbekommen?«, fragst du dich und siehst dich bereits vor deinem inneren Auge ungebremst mit dem Gesicht vorneweg auf den Boden rasen oder in deiner gestreckten Körperlänge wie ein Dominostein auf deinen Nachbarn kippen. Aber du probierst es. Und das ist es. Herausforderungen annehmen, sich überwinden und das Beste draus machen. Immer und immer wieder, bis man selbst ein Meister wird. Auch das ist Yoga.

Mein erstes Mal im Studio

Da lag ich nun also. Wegen Frank. Und für mich. Ausgeklappt in Hamburg-Ottensen, in einem herrlich hellen Raum im Hinterhof einer mir noch fremden Welt. Neben mir mein langer Kumpel und um uns herum jede Menge andere Yogapraktizierende, vornehmlich Frauen.

Der Anfang tat gar nicht weh: Mit einem Vorlauf von 20 Minuten waren wir ins Studio gekommen. Saranya, die Kursleiterin, befragte mich zu meinen einschlägigen Yoga-Erfahrungen, zu möglichen körperlichen Gebrechen, und gab mir den Tipp, eine Übung sofort abzubrechen, sollte sie schmerzen. Nach kurzem Briefing, Tee und Wasser for free und 10 Euro für die Probestunde war es auch schon passiert, und ich stand in besagter mixed Umkleidekabine. Allerdings mit Franky-Boy allein. Aufregend geht anders. Doch nun konnte ich umso besser prüfen, ob sein sehnig muskulöser Unterarm Bestandteil eines körperlichen Gesamtkonzepts war oder nicht. Er war es nicht! Doch alles was ich sah, war straff und gut proportioniert, und weit und breit war da kein Bauch. Der annähernd perfekte Yogi-Body-Shape fürs Freibad würde nicht mehr allzu lange auf sich warten lassen. Ganz sicher.

Und dann huschte doch noch eine etwa Anfang Dreißigjährige mit in die Kabine hinein, blond, hübsch, sportlich. Sie grüßte freundlich, drehte sich zur Wand und zog sich blitzschnell mit zwei, drei Handgriffen um. Ganz einfach. Ganz unspektakulär. Und so gar nicht zum pubertären Schiefgrinsen. Hat sich ja doch etwas getan zwischen vierzehn und vierzig. Selbst bei mir.

Solange ein Kurs noch nicht beginnt, heißt es im Allgemeinen »ankommen und runterkommen«, wortlos, aber frei nach Schnauze. Im Sitzen oder Liegen, mit geöffneten oder geschlossenen Augen, mit angewinkelten oder gespreizten Beinen. Jeder macht's anders. Gequatscht wird hier nicht, nur im Aufenthaltsbereich.

An der Eingangswand des Yogaraums steht ein großes weißes Regal mit jeder Menge Matten, langen, weißen Gurten, Korkblöcken, Augenkissen und Decken – das Yogibesteck für Lust, Leid und Entspannung. Frank holte uns beiden eine Matte, eine Decke, ein Kissen und ... ein Augenkissen. Nach der Unisex-Umkleide meine zweite Premiere. Ein kleines längliches weiches Stoffsäckchen mit irgendwelchen Kügelchen drin. Lavendel? Lavendel! Wann sollte das bitte zum Einsatz kommen?

Ich fand es gar nicht mal so leicht, sich mit rund zwanzig fremden Menschen in einem Zimmer auf den Boden zu legen und zu entspannen. Andauernd dachte ich, wie seltsam es ist, hier einfach so rumzuliegen ohne zu reden. Die Energie und Wärme des Nachbarn zu spüren, ihn aber nicht zu kennen, ihm vielleicht noch nicht einmal in die Augen gesehen zu haben. Einige lagen ja schon, als wir uns mit unseren Matten dazwischenquetschten.

Das vermeintliche Relaxen wurde für mich gleich zu einer ersten, ungeahnt aufwendigen Probe. Es zeigte mir, wie jegliche Ablenkungen nicht an mir abprallten, wie sperrangelweit offen mein Geist stand, unfähig, die Sinne einzufahren und all die Geräusche, Gerüche und sonstigen Energieströme an mir vorbeirauschen zu lassen. Fokussieren oder in den Leerlauf schalten gibt es nicht mal eben so.

Das Einfachste ist oftmals das Schwierigste.

Als Saranya den Raum betrat, erlöste sie mich von dem inneren Lärm. Endlich durfte ich einer anderen Stimme folgen als den Tausenden in meinen Kopf.

Wir nahmen ein paar tiefe Atemzüge im Liegen und bewegten parallel dazu unsere Arme und Beine, bis wir uns schließlich wie ein kleines Päckchen über die Matte hin und her rollten. Das sorgte für Aktivität im unteren Rücken und glich im Bewegungsablauf für meinen Geschmack unweigerlich einer Gymnastikgruppe im »Golden Afternoon«-Seniorenheim. Aber das sollte nur das Warm-up sein!

Mit einem ordentlichen Schwung kamen wir in die Sitzposition auf dem Kissen. Wer musste, im Schneider-, wer konnte, im Lotossitz. Und dann wurde plötzlich gesungen. Ja! Saranya sang ein sogenanntes Schutzmantra. Ohne instrumentale Begleitung. A cappella. Einfach so. Und es gab sogar zwei, drei weitere Personen in der Tiefe des Raumes, die mit einstimmten. Meine Mutter hätte sicherlich sofort gedacht, ich sei – typisch »Busi« – ahnungslos in die Fänge einer Sekte geraten, aber dem war nicht so. Und ich war vorbereitet. Frank hatte bereits in diversen unserer abendlichen Yoga-Akquise-Runden vom Gesang und dem gemeinsamen »Om« berichtet. Das traditionelle Yoga arbeitet mit Mantras. Zum Dank, fürs Meditieren, und so weiter. Und diese Ouvertüre war eben nichts anderes als ein Schutzmantra. Saranya sang wunderschön, wie eine kleine Elfe mit glasklarer, leuchtend heller Stimme. Ich hätte ihr noch stundenlang zuhören können.

Wie oft uns manches peinlich ist, wir uns fremdschämen, weil wir meinen, ein Bild davon zu haben, obwohl es doch nur auf einer vorgefertigten Meinung gründet.

Einfach mal offen aufnehmen, was passiert. Das verändert.

Es folgte ein dreifaches »Om«, und damit war die Yogastunde offiziell eröffnet. Wir starteten mit dem sogenannten Pranayama, den Atemübungen. Saranya erklärte »Anuloma Viloma«, die Wechselatmung, bei der man durch das eine Nasenloch ein- und durch das andere wieder ausatmet. Dazwischen wird die Luft für kurze Zähleinheiten angehalten. (Mehr zum Thema Wechselatmung findest du im Kapitel »Anuloma Viloma (Wechselatmung)« ab Seite 217.)

Eine ganz neue Erfahrung, die zum ersten Mal an jenem Tag meine Wahrnehmung auf meinen Atem lenkte.

Mein Atem. Wann bemerke ich den eigentlich im Alltag noch bewusst? Vielleicht mal beim Joggen. Oder wenn ich beruflich vor einem Termin extrem nervös bin. Aber sonst? Er ist einfach da. Flach und konstant. Muss er ja. Aber merken? Nö.

Hier spürte ich ihn seit Langem wieder zum ersten Mal. Der Sauerstoff breitete sich in meinem Blut aus, die Übung erfrischte.

Wir drehten unsere Oberkörper ein bisschen nach links und rechts, streckten die Arme aus und landeten schließlich auf allen vieren, im sogenannten Vierfüßlerstand. Den kannte ich natürlich bereits, spätestens seitdem mich die Kinder regelmäßig als Pferd missbrauchen, das longiert wird, sich aber auch in allen Gangarten zu probieren hat – Daddy in the slaughterhouse …

Es folgte »Katze-Kuh«, Katzenbuckel in Atemwechsel zum geraden Milchvieh, und dann das erste Prachtstück der Yogapraxis: »der herabschauende Hund«! Wer schon mal einen sich streckenden Hund gesehen hat, der weiß, wie diese Asana aussieht. Wir Menschen drücken dafür z.B. aus dem Vierflüßlerstand kommend, bei geradem Rücken, unsere Kiste so hoch es geht nach oben und strecken unsere Arme und Beine langsam durch. Final sollten die Hände stark am Boden kleben, die Füße flach stehen und die Beine nicht mehr angewinkelt sein. Wie gesagt, final. Weder das eine noch das andere traf auf mich zu. Das hat sich übrigens bis heute nicht geändert. Aber der Weg ist ja das Ziel. Ich habe von Yogis gehört, die zehn Jahre brauchten, um diese Position zu beherrschen. Womit wir wieder einen Yogagrundsatz streifen, der die Praxis perfekt beschreibt: »Jeder so, wie er kann.« Es gibt kein Richtig, kein Falsch, kein Besser, kein Schlechter. Jeder praktiziert Yoga, so wie es ihm im Augenblick und seinen Fähigkeiten gemäß möglich ist. Und da gibt es Tage, an denen man überhaupt nicht aus dem Knick kommt, und Tage, an denen 180-Grad-Drehungen und mehr einen einfach nur müde lächeln lassen.

Im Hund lachte ich so gar nicht. Genauso wenig wie Manfred, drei Matten weiter. Frank kannte ihn. Er gelangte ebenfalls nicht einmal ansatzweise in die Position. Stattdessen löste sich bei ihm ein laues Flatterlüftchen im Po, und wie zugewedelt, zog eine schöne schlichte Fäkalbrise an uns vorüber. Peinlich berührt und doch vor lauter körperlicher Anstrengung außer Atem prustete er: »Entschuldigung.«

»Und auch das gehört zum Yoga dazu: alles loslassen«, kommentierte Saranya lächelnd.

Bei all der Güte war ich jedoch froh, dass sich kein weiterer davon eingeladen fühlte.

Nach dem furzenden Hund lernte ich einen weiteren Klassiker aus dem Yogakästchen kennen, den Sonnengruß, in allen möglichen Varianten.

Bei Theis hatte ich bereits selbst schon mal ein paar Haltungen aus der Sonnengrußreihe eingenommen, nun erlebte ich diese klassische Yoga-Choreographie in voller Gänze. Das wirst du übrigens später auch, wenn wir zum praktischen Teil kommen.

Zwei Durchgänge reichten locker aus, um mich zum Schwitzen zu bringen. Nachdem Saranya die Abläufe zusätzlich mit Drehungen würzte, lief mir die Suppe eimerweise runter. Das war kein sanftes Dehnen, das war brutaler Sport.

Wer beim Yoga zwischendurch mal eine Pause braucht, kann sich schlecht auswechseln lassen. Hier präferiert man die »Stellung des Kindes«. Nachempfunden für 1,90-Meter-Typen sieht die wie folgt aus: Auf den Fersen sitzend, den Oberköper nach vorne klappen und die Stirn auf dem Boden vor sich ablegen. C'est ça. Wer es eng will und gelenkig ist, der hält die Beine geschlossen. Wer es luftiger braucht, breitet die Schenkel etwas aus. Die Arme werden seitlich am Körper nach hinten abgelegt. Oder nach vorne. Einige benutzen auch ihre Hände als Kissen, um die Stirn zu stützen.

Nach der fünften Runde war es so weit. Die gesamte Gruppe ächzte und stöhnte, und Saranya entließ uns in die Stellung des Kindes, um den Atem wieder zu beruhigen. Das Keuchen und die lauten Seufzer verstummten allmählich, und hier und da zeugte ein erleichtertes tiefes Durch- und Aufatmen von einigen Überlebenden. Nicht alle waren wir Schrott. Noch nicht.

Nach den Übungen im Stehen ging es zurück auf den Boden. Saranya hatte sich unsere Bauchmuskeln vorgenommen.

Im Yoga heißt das liebevoll: »die Mitte stärken«. Auf dem Po sitzend hoben wir dafür erst die Füße vom Boden und streckten dann die Beine hoch in die Luft. Das zog schon gewaltig, obwohl zu diesem Zeitpunkt die Hände noch am Boden klebten. Nun nahmen wir aber die Arme mit dazu und hielten sie lang ausgefahren parallel zum Boden bei aufrecht gehaltenem Rücken: Herzlich willkommen zum zügellosen Bauchzittern für Fortgeschrittene! Wo waren nur meine Bauchmuskeln? Noch im Sixpack an der Tanke? Versunken in der labbrigen Bauchspeckrolle, sponsored by Omas letztem Apfelkuchen? Diese Übung heißt das »Boot«, und ich hatte bereits nach zwei Sekunden Wassereinbruch. Oder, um in der maritimen Welt zu bleiben: Es lief komplett aus dem Ruder. Ist die Mitte zu schwach, sind die Beine zu schwer. Und so plumpsten meine dünnen Grätschen immer wieder auf den Boden. Der Untergang. Jegliche Rettungsmanöver schlugen fehl. Immer wieder war nach ein paar Sekunden Schluss mit lustig und Halten. Ich war mir zunächst sicher, dass es an meiner sagenhaften Modelanatomie gelegen haben musste, diese langen, langen Beine – Nadja Auermann ist ein Rumpelstilzchen gegen mich. Doch ein flüchtiger Blick in den Raum zu meinen Leidensgenossen und deren Physiognomie ließ mich relativ schnell den Entschluss fassen, zukünftig einfach ein bisschen mehr Bauchmuskeltraining auf den Plan zu nehmen.

Yoga ist auch ein duftes Wiedersehen mit dem Schulsport. Hier treten wieder ein paar gute alte Bekannte, wie der zeitlose Liegestütz (die »Planke«) oder die Kerze aus der Versenkung empor. Sie heißt im Yoga »Schulterstand« und sollte je nach Eitelkeit und Leibesumfang mit einem in die Hose gestopften Oberteil vollführt werden. Als ich nämlich federleicht meine Stelzen in die Lüfte aufsteigen ließ, winkte mir, parallel zu meinem zum Kinn rutschenden T-Shirt, schwungvoll mein üppiges Bauchmuskeltarnfleisch, um mich erneut an eine Veränderung meines persönlichen Trainingsplans zu erinnern. Doch für Korrekturen und Vertuschungen war es nun zu spät.

Nach ein paar Atemzügen mit ordentlich Blut im Kopf, rollten wir langsam wieder heraus, nahmen noch mal eine gegensätzliche Position namens der »Fisch« ein, und dann war Schluss mit zoologischen Bezeichnungen – das Finale mochte es morbide: die Totenstellung, Savasana.

Rumliegen, die Leichtigkeit des Körpers spüren und entspannen. Und endlich war es so weit: Das Augenkissen kam zum Einsatz. Auflegen bitte!

Saranya leitete einen Bodyscan (siehe dafür auch das Kapitel »Meditation« ab Seite 173) an, für den sie von Kopf bis Fuß jeden einzelnen Körperbereich ansprach, den wir nun innerlich bewusst entspannen sollten. Nicht mal bei den Oberarmen angelangt, hörte ich Frank neben mir bereits verlockend schnarchen. Ich schaffte es immerhin bis zu den Oberschenkeln. Mit einem kleinen »Bling« holte uns Saranya schließlich aus dem Wachtodzustand zurück. Wir richteten uns alle noch einmal auf, ein Om, dreimal Shanti, und tschüss, bis zum nächsten Mal.

Das Fazit nach meinen ersten 90 Minuten Yoga im Kurs:

Mein T-Shirt war nass, meine Knochen federleicht, und ich konnte mich an keine Sporteinlage in meinem Leben erinnern, nach der ich mich so unendlich fit, erfrischt und stark gefühlt habe wie nach dieser Yogastunde. Für gewöhnlich erfreue ich mich nach dem abendlichen Jogging immer an dem enormen

Endorphinausstoß, aber dann stellt sich bei mir auch schnell eine Art Erschöpfung ein. Eine wohlige Erschöpfung. Hier war es anders. Hier gab es Glücksgefühle ohne Schwere in den Gliedern. Ein komplett neues Körpergefühl. Und Kopfgefühl. Der Grips war klar wie nach drei Tagen Durchzug bei Windstärke zehn. Situationen, die mich vor der Stunde noch aufgeregt hatten, wie die Sturköpfe meiner Töchter beim Streit um die größere Muffinhälfte oder der mich ausbremsende Opa mit Tempo 30 im Audi 100 auf dem Weg zum Studio, oder die Dinge, die ich alle erledigen musste, an die ich denken sollte und die so ungeordnet wie Flusen im Hirn herumschwirrten, das alles sah ich mit einem Mal viel gelassener, relativiert, mit einem beträchtlichen Abstand zu dem, was sie waren: ganz normaler, mir zu Kopf gestiegener Alltagswahnsinn.

Nun herrschte da oben Ruhe. Hätte mich jemand vor und nach der Yogastunde im Auto erlebt, wäre er sicher gewesen, ich sei der Böse von »Masters Of The Universe«, mit dem Wechselgesicht. Persönlichkeitsgestört ist dagegen euphemistisch.

Mit diesem Eindruck war klar, Yoga hatte sich nicht nur um die Teilnahme an meinem Leben beworben, es erhielt auch ganz ohne Handgeld den Zuschlag, es mir zukünftig zu erleichtern, zu entspannen, es mir bewusst schön zu machen. Der Tag hätte beginnen können, obwohl es Abend war. Ein besseres Zeichen gab es für mich nicht. Ich war »yoganized«.

Yoga-Philosophie

Aber widmen wir uns nun zur Abwechslung mal der Theorie – was ist Yoga eigentlich genau? Frauensport? Religionsersatz? Grüne Hipster-Wellness-Lümmelei nach einem verstrahlten Tag vorm Rechner?

Vor allem aber ist die Antwort auf diese Frage mörderzeitaufwendig, wenn man hier wirklich in die Tiefe gehen will. Deshalb werden wir uns auf das Wichtigste, das du wissen solltest, beschränken.

Yoga ist eine Philosophie »made in India« – viele tausend Jahre alt, noch lange bevor die Welt von Orlando Bloom, Ralf Bauer oder »Yoga-Jordan« Notiz nahm. Das bedeutet im Umkehrschluss: Yoga ist keine Religion, und: Yoga ist auch keine Sportart, wird aber dennoch gerne in Fitnessstudios oder Wellnesshotels praktiziert. Wieso?

Das liegt daran, dass die allermeisten Menschen heutzutage Yoga vor allem mit den sogenannten »Asanas« verbinden, die leichten bis komplexen Bewegungsabläufe, die einst den Yogis dazu dienten, neue Zeitrekorde beim Meditieren im Sitzen aufzustellen. Wem auf dem Weg zur Erleuchtung jedoch ständig Beine, Füße oder Po einschlafen, der wird zwangsläufig erfinderisch. Und so gesellten sich stärkende und innerlich reinigende Übungen dazu … und noch mehr.

Doch stopp, Vollbremsung! Denn mit den munteren Leibesübungen und dem starren Meditieren streifen wir bereits zwei der acht Schritte des sogenannten »Hatha-Yoga«, eines Yogastils, auf den ich später noch eingehen werde. Also – rewind!

Menschen, die sich in seltsame Positionen werfen, gab es vermutlich schon vor 5000 Jahren, da archäologische Funde im Indus-Tal (der »Indus« ist der wichtigste Fluss Pakistans und längster des indischen Subkontinents) ebensolche Abbildungen von offensichtlich meditierenden Typen aufweisen.

Niedergeschrieben taucht der Begriff »Yoga« allerdings zum ersten Mal etwa 1500 vor Christus in der altindischen Schrift, den »Veden«, auf, und etwa 500 Jahre später in den »Upanishaden«. Dort wird er jeweils vornehmlich als Definition von Atemkontrolle, -bewusstsein und Meditation verwandt.

Patanjali, ein indischer Gelehrter, widmete sich sodann den existierenden Yogagedanken und entwickelte daraus das »Yoga-Sutra«, eine Art »Yogaleitfaden« – DIE Gebrauchsanweisung, kurz: die »Bibel des Yoga«, die wie das uns bekannte Buch der Bücher auch in Sachen Lebenswandel und -haltung Stellung bezieht und natürlich auch skizziert, wie das große Finale im Leben aussieht bzw. wie man dem Zyklus der Wiedergeburten entrinnen kann.

Yoga – eine Frage des Stils

Yoga umfasst körperliche und geistige Übungen. Als Yogis des Westens müssen wir jedoch festhalten, dass die Leibesertüchtigung in unseren Breiten populärer ist als die geistige Seite. Wir gewinnen beim fleißigen Praktizieren der Asanas Kraft, Gleichgewicht und eine gummihafte Leichtigkeit, die uns so manche Ballerina und Funkenmariechen-Aspirantin in den Schatten stellen lässt. Neben den Körperübungen wird die herkömmliche Yoga-Einheit mit Entspannung, Atemübungen und Meditation geadelt. So bietet eine Runde Yoga immer gleich vier oder fünf Komponenten, womit sie das Kinder-Überraschungsei um mindestens zwei Kriterien geschlagen hat, denn erstens lässt Yoga mit all seinem Abwechslungsreichtum keine Langeweile aufkommen und zweitens den Stress des Alltags vergessen. Sich während einer der Akrobatikfiguren wie etwa der »Krähe« über den nächsten Pitch Gedanken zu machen, ist ebenso unmöglich wie allen Ernstes zu glauben, dass ein Yogi nicht auch mal auf die Kacke haut. Wer sich dabei keine Gesichtsgrätsche verpassen möchte konzentriert sich darauf, was er da gerade tut. Der Lohn all jener eigenverantwortlichen Selbstkasteiung, süßen Folter und zärtlichen Züchtigung: Gelassenheit. Nicht nur das Alter macht's – Yoga manipuliert die persönliche Zeitleiste, entschleunigt dank Einklang von Körper, Geist, Seele und Atem. Yoga beruhigt, gleicht aus, erfüllt und ist damit für uns gestresste Väter ideal.

Es gibt zwar nur ein Yoga, aber eine randvolle Wundertüte unterschiedlicher Stile – von spirituell bis sportlich, alles dabei. Das ist toll, nervt nur bei der Wahl der Einstiegsdroge. Du kannst dir aber sicher sein, solange du atmen kannst, gibt es auch DEIN Yoga da draußen. Mit jeder Asana, die du »dir gemäß« ausführst, praktizierst du dein ganz eigenes Yoga. Sollte eine Yogafachkraft etwas Gegenteiliges behaupten, ist sie definitiv keine solche – zieh dir wieder was an, und verlass das Studio.

Ein Post auf der Seite www.asanayoga.de nannte die Top 5 Yogastile in Deutschland: Power-Yoga, Ashtanga-Yoga, Bikram-Yoga, Kundalini-Yoga und Jivamukti-Yoga. Wenngleich das natürlich nicht repräsentativ ist, so gibt es dennoch eine Richtung vor, welche Stile besonders populär sind.

Generell gilt: einfach mal Ausprobieren! Damit du aber nicht versehentlich beim Hormon-Yoga-Kurs landest, der für deine Schwester in der Menopause, jedoch weniger für dich geeignet sein dürfte – hier mal ein kleiner Überblick über die weitverzweigte Yogalandschaft.

Hatha-Yoga

Heißt im Grunde genommen ganz viel und ganz wenig, weil darunter der Großteil aller Yogastile fällt, die sich von der rein spirituellen Beschäftigung mit Yoga gelöst haben. Typischer Hatha-Dreiklang: Atemübungen, Asanas und Meditation. In den klassischen Hatha-Kursen offenbart sich einem die breite Klaviatur des Yoga. Sie sind mal freundlich und nicht sonderlich schweißtreibend, mal fordernd und megaintensiv. Wie auch immer, das Ergebnis stimmt allemal: ein feinsensorisches Körpergefühl, eine verbesserte Körperwahrnehmung, ein ruhiger klarer Geist und eine bewusste Atmung.

Die goldenen PTG-Yogaregeln

- Erwarte keine sofortigen Wunder von Yoga. Über Jahre, vielleicht sogar Jahrzehnte hast du deinen Körper und Geist konditioniert – nach fünf Yogasitzungen ändert sich natürlich nicht dein komplettes Leben, doch der erste Schritt ist getan!

- Üben! Halte es mit der Yogapraxis wie mit einem Lachflash – am besten täglich! Nur so lernt dein Körper sich umzustellen.
  Übe regelmäßig, und dein Gehirn wird neu programmiert. Ganz ohne NLP.

- Übe ohne Verbissenheit oder überdosierten Ehrgeiz – das ist nämlich überhaupt nicht im Geiste des Yoga, weil es jede Entspannung verhindert und zugleich die Verletzungsgefahr vergrößert.
  Yoga ist eben auch das Annehmen deines momentanen Zustands und persönlichen Gelingens. Ein schmerzhafter Gedanke, jaja. Doch mal brennt die Matte vor Schwung, Dehnung und Flexibilität, und mal knappst du steif wie Robocop an den einfachsten Positionen herum,

kämpfend mit dem Taumel der Fallneigung. Deine Tagesform sagt dir, wo du stehst. Diesen Umstand zu akzeptieren und morgen wieder erwartungsfroh die Matte auszurollen – das ist ein weiterer Yoga-Benefit! Die Mentalpeitsche bleibt im Wandschrank, die Herausforderung bleibt tagesattraktiv, wie der Windelwechsel ohne Unterlage, Licht und Feuchttuch.

- Yoga soll Spaß machen! Es soll ein Lustgewinn sein. Es darf dich gerne täglich neu kitzeln, nicht weil du es MUSST, sondern weil du es WILLST – weil dein Körper das Gefühl mag und du dich unendlich gut dabei fühlst. Lass es keine Pflicht sein, sondern ein Geschenk!

- Beratungsresistenz haben wir zum obersten Prinzip erhoben, deswegen gebe ich auch in diesem Yogakurs zahlreiche Tipps für »Alleine-Yoga« – DVDs, Bücher, CDs, YouTube-Videos oder Online-Portale. Diese superprofessionellen Personal Trainer mit gigantischem Yogiruf für jedermann ersetzen jedoch nicht die regelmäßige Trainingsstunde beim realen Yogalehrer, der deine Haltung auch schon mal aktiv korrigiert. Das ist ungemein wichtig, um Positionen nicht gleich falsch einzutrainieren. Selbst die Superyogis nehmen immer noch Unterricht bei ihrem Meister, um unmittelbares Feedback zu bekommen.

Power-Yoga

Das sportliche Kraftpaket! Neben spezialisierten Power-Yogastudios gibt's Power-Yoga auch häufig in Fitnessstudios, und das sagt eigentlich schon alles. Hier wird Ausdauer verlangt, mein Freund, die Übungen sind energiegeladen, die Dehnungen mörderintensiv. Da tropft's recht fix auf die Matte.

Erfunden wurde Power-Yoga von Bryan Kest, der sich aber im Gegensatz zu vielen anderen Yogis dieses hat nicht markenrechtlich sichern lassen. Die Folge: Überall wo Power-Yoga drauf steht, muss es noch lange nicht im Geiste des Gründers umgesetzt werden. Power-Yoga ernennt den Schüler zu seinem eigenen Lehrer, der selbst am besten weiß und spürt, wo seine Grenzen liegen. Das heißt, jeder macht es so, wie er es meint, kann, will. Dadurch wird dem Power-Yogaschüler eine enorme Eigenverantwortlichkeit und Individualität zugesprochen, die zum Beispiel im Iyengar-Yoga, wo es darum geht, die Abbildung der Asana eins zu eins umzusetzen, unvorstellbar wäre. Entsprechend vielfältig und bunt sieht die Umsetzung der Power-Yoga-Figuren aus, klinkst du dich dort mal ein.

Ashtanga-Yoga

Willkommen zu Hause heißt es für alle energiegeladenen und beweglichen Schwitzbrüder, die sich an immer denselben Übungen laben und diese jeweils fünf Atemzüge lang halten. Ashtanga-Entwickler Pattabhi Jois hat sechs Übungsabfolgen zusammengepuzzelt. Wie beim Sivananda-Yoga (siehe Seite 68) ist das eine hervorragende Sache, um seine persönlichen Fortschritte und sein Weiterkommen zu beobachten. Zieht die Dehnung immer noch brutal im Bein? Kann ich tatsächlich tief und entspannt fünfmal atmen, oder ist nach dreimal Schluss?

Auch hier sind die Bewegungen im Fluss, wodurch ein meditativer Zustand erreicht werden kann. Die Ashtanga-Boys unter uns sind die straffen, sehnigen, durchtrainierten Typen, die meistens mit Muskelkater, Rückenschmerzen oder Schulterverspannungen rumrennen. Wissen wir auch sonst immer alles besser, beim Ashtanga-Yoga sollten wir immer auf den Lehrer hören. Und noch eine kleine Portion Trivialwissen: Über Ashtanga fanden Madonna und Sting zum Yoga.

Kundalini-Yoga

Kundalini-Kurse können munter sein. Mit viel Schwitzen, Hüpfen, Kreisen, Schwingen und auch mal peinlichen Pettingbewegungen – aber wer die Kraft der Schlange anzapfen will, der darf das! Bitte, es handelt sich nicht um DIE Schlange, sondern um die Energie im Becken, die, ist sie erweckt, laut Kundalini-Anatomie-Denken die Wirbelsäule hinaufkriecht, wie eben eine … richtig: Schlange! Das ist die schöpferische Schlangenkraft. Ob sie es ist oder nicht und ob du daran glaubst oder nicht – eine Runde Kundalini aktiviert Energien, die selbst den rationalsten Trockenfurzer aus der Reserve locken. Das mag an der Wiederholung von Positionen in Verbindung mit dem »Feueratem« liegen, eine stoßweise Zwerchfellatmung durch die Nase, die bei mir jedes Mal ein irres Schwindelgefühl auslöst. Ein bisschen wie nicht von dieser Welt sein oder betrunken. Beides spannend. Teilweise gibt's zu den Posen Musik auf die Ohren, Mantren aus altindischen Schriften, Verse werden rezitiert – also hier passiert eine ganze Menge, auch spirituell. Ist das ein guter Einstieg? Viele Haltungen sind für Anfänger gut zu bewältigen, in Verbindung mit den heftigen Atemübungen gleicht das Komplettpaket dann aber doch eher dem Modell »ambitioniert«, sowohl physisch als auch psychisch. Grenzerfahrungen und Grenzen überwinden lautet das Ziel – darauf kann »Mann« stehen, aber auch nicht. Ich stehe auf jeden Fall auf »Yogi Tea«, und das ist jetzt keine Werbung, sondern herrliches Trivialwissen. Vielleicht hast du den Tee schon mal im Biosupermarkt oder in der Drogerie gesehen. Leckere Sorten mit so verheißungsvoll klingenden Namen wie »Klarer Geist«, »Innere Ruhe« oder »Glückstee«. Am Beutel selbst hängen immer die typischen, aber hier mit einem weisen Spruch versehenen kleinen Etikettzettel. Trinkend weise werden – wieso kam noch kein Bierhersteller auf diese Idee!? Nun gut. Derjenige, der Yogi Tea ins Leben gerufen hat, hieß Yogi Bahjan (1929–2004), ein indischer Sikh, der einst Kundalini-Yoga in den Westen trug. Der Tee mit seinen wundervollen Weisheiten war eines von vier super erfolgreichen Unternehmen, die er gründete, um seine Yogatour zu finanzieren.

Jivamukti-Yoga

Dr. Patrick Broome, der Yoga-Lehrer unserer Weltmeistertruppe von 2014, ist zum Beispiel Jivamukti-Lehrer. Jiva bedeutet Seele und Mukti Befreiung. Die Befreiung der Seele ist folglich das Ziel. Jivamukti ist gar nicht so ein alter Haudegen wie viele seiner Kollegen. Diese schwungvolle Hatha-Yoga-Form wurde in den 80ern von der Aktivistin, Tänzerin und Musikerin Sharon Gannon und dem Künstler, Philosophen und Kneipenbesitzer David Life gegründet. Nach einem gemeinsamen Aufenthalt in einem indischen Sivananda-Ashram, einem klosterähnlichen Meditationszentrum, kehrten sie nach New York zurück, eröffneten ihre eigene Yogabutze und kreierten einen eigenen Yogastil. Dieser verspricht während des Auscheckens der eigenen Grenzen vollen Genuss. Beispielsweise durch Musik! Zu Hip-Hop, Metal oder zu besonderen Anlässen gar mit einem Live-DJ-Set und mitunter fetten Lichteffekten absolvierst du die fließenden Bewegungen, die sicherlich der Mitgründerin geschuldet, geradezu tänzerische Züge aufweisen. Grandios! Teilweise werden philosophische Texte gesprochen, Alltagsethik ist auf alle Fälle geboten. Jivamukti ist total hip und zieht gerade junge Menschen in den Metropolen auf die Matte –Lifestyle mit politischer Haltung: Vegane Lebensweise und Tierschutz sind den Gründern wichtig. Der Unterschied zwischen Jivamukti und den anderen Stilen fällt positiv auf, ist doch Jivamukti gut in die Jetztzeit zu transportieren, wie ich finde. Doch nicht nur ich bin begeistert. Bei Jivamukti ist der Promi-Faktor extrem hoch. David Life ist der Yoglehrer von Madonna, Sting ist Jivamukti-Yogi, aber auch Model Christie Turlington. Mehr dazu findest du im Kapitel »Ach, die machen auch alle Yoga!?« ab Seite 127.

Ehrlich gesagt, halte ich ein großes Ziel wie die »Befreiung der Seele« eher für bereits fitte Typen, Sportler und Yogis sinnvoll. Klar, es gibt auch Einsteiger-Anfänger-Basic-Kurse, also keine Scheu, doch es scheint mir schlauer, schon ein bisschen im Business zu sein, wählt man Jivamukti. Bestens geeignet für alle fitnessbegeisterten Männer, die sich gerne fordern und anstrengen möchten und dabei spirituellen Elementen nicht abgeneigt sind.

Yoga bei Stiftung Warentest

Wer hätte das gedacht? Genug Kindersitze und Babybrei getestet, selbst so eine bekittelte Profitruppe wie die Herr- und Frauschaften der renommierten Stiftung Warentest haben einen genaueren Blick auf das Thema Yoga geworfen. Die Studie belegt: Richtig unter Anleitung eines Yogaprofis praktiziert, entspannt Yoga und kann gefährliche Krankheiten lindern oder gar vereiteln. Das gilt für Depressionen, Schmerzen unterschiedlichster Herkunft sowie für die Vorbeugung bzw. Therapie von Herz-Kreislauf-Erkrankungen (Stiftung Warentest, »Asiatische Heilkunde«, 2011).
Auch Diabetes, Epilepsie und Asthma waren Forschungsthema, die Methoden zeigten sich jedoch entweder mangelhaft, oder die Ergebnisse waren nicht eindeutig genug. Da aber eruiert werden konnte, dass Yoga bei Brustkrebs die Lebensqualität steigert, geht man davon aus, dass es sich derart erfreulich auch bei anderen Leiden auswirken dürfte. Yoga wird deshalb auch in vielen Krankenhäusern angeboten.
Für alle Stressfräsen: Schon eine Stunde Yoga senkt den Pegel des Stresshormons Cortisol erheblich! Forscher halten Yoga deshalb auch für die zeitgemäße Antwort auf unseren alltäglichen Wahnsinn im 21. Jahrhundert.

Sivananda-Yoga

Ebenso wie das im nächsten Abschnitt beschriebene Bikram-Yoga arbeitet auch das Sivananda-Yoga mit einem festen Ablauf an Positionen. Der Vorteil: Man übt immer dieselben Haltungen, die einem nach und nach in Fleisch und Blut übergehen, lernt sich durch die stereotypen Wiederholungen allmählich zu verfeinern, zu verbessern und mehr aus den Übungen für sich herauszuziehen. Es gibt keine Überraschungen – die unterschiedlichen Positionen sind bekannt, geben einem das Gefühl von Verlässlichkeit und werden zu dehnbaren Freunden. Der Nachteil: Das kann halt irgendwann auch ein bisschen langweilig werden.

Nach dem gesungenen Mantra wird mit Atemübungen gestartet, dann folgt eine schöne Rutsche Sonnengrüße zum Aufwärmen, bevor mit den zwölf Übungen der sogenannten Rishikesh-Reihe losgelegt wird. Unter den Top Zwölf sind übrigens der Schulterstand und der »Hau den Lukas« für alle Nackenfreunde, der Kopfstand. Keine Sorge, der Lehrer passt immer die Positionen der Gruppe und deren Niveau an, und in der Tat wird auch innerhalb der zwölf Grundhaltungen variiert. Durch diese flutschst du nicht so durch, sondern verweilst ein paar intensive Atemzüge lang, darfst also kräftig hineinatmen und -spüren. Da brennt auch schnell mal ein Muskel.

Ich gestehe, ich mag den Sivananda-Style. Ich habe ihn im Ashram nicht so orthodox wahrgenommen, sondern war in der Zeit froh, mich an ständig wiederholenden Positionen üben und beobachten zu können, ob ich mich verbessere, dehnbarer in den Beinen werde, mehr Kraft in der Körpermitte aufbaue, den Kopfstand schaffe. Es wurde ständig variiert, sprich:

Pro Yoga-Einheit wurden ein oder zwei neue Positionen ausprobiert, vielleicht auch nur zum Unterhaltungszweck. Neben den Hatha-Asanas sind mir die weiteren inkludierten Bausteine des Sivananda-Stils, wie das positive Denken, das Bhakti-Yoga (»Hingabe«), das Karma-Yoga (»das gute Handeln«) und Jnana (»das Entwickeln von Weisheit«) sowie die richtige Ernährung total sympathisch. Es ist eine Art ganzheitliches Lebenskonzept. Zurück zur Sivananda-Yogapraxis: Wer sich gut biegen kann – hui, wer eh schon eine wandelnde Baustelle ist – pfui!

Bikram-Yoga

40 Grad in der Bude, wer mit T-Shirt reingeht, ist selbst schuld! Boah, was habe ich gelitten. Die Hitze soll einen beweglicher und dehnfähiger machen – mag sein, mich machte sie vor allem kurzatmiger. 26 Positionen in 90 Minuten – Gifte werden ausgeschwitzt, das Herz-Kreislauf-System ackert wie eine Dampflok, und am Ende ist man gefühlt fünf Kilogramm leichter. 1000 Kalorien sind auf alle Fälle verbrannt – danach lohnt sich der Besuch bei McDoof mit gutem Gewissen. Ich meine: Das muss man einfach mal gemacht haben. Weil es so ein krasses Erlebnis ist. Ich weiß, wovon ich spreche, check mal das hier:

Es ist Tag der deutschen Einheit, und statt im wohlbehüteten Rahmen meiner Familie knusprig frische Brötchen zu schmieren und zu verputzen, wage ich, nobel wie ich bin, im Auftrag des Buches ein absolut ungeheuerliches Experiment: Bikram-Yoga! Umgangssprachlich Badehosen- oder auch Sauna-Yoga genannt.

Erfunden wurde es von einem gewissen Bikram Choudhury, Inder und US-Bürger, der sich eine Reihe von 26 Asanas überlegt hat plus zwei Atemübungen, die der Yogaschüler bei 35 bis 40 Grad Raumtemperatur abzukaspern hat. Es soll den Yogi schön fluffig weich, bieg- und dehnbar werden lassen, zudem ordentlich entgiften. Stil und Gründer sind jedoch umstritten. Der Typ, weil er sich sein Yoga hat patentieren lassen und somit den spirituellen Grundgedanken nutzt, um sukzessive seine Rolls-Royce-Sammlung zu erweitern. Der Stil, weil angebliches Entgiften durch Schwitzen wissenschaftlich nicht haltbar ist und in der Hitze sämtliche Verrenkungen für Menschen, die schnell unterzuckern, mit hohem oder niedrigem Blutdruck oder Herz- und Kreislaufproblemen hier zu einem fürchterlichen Matten-Waterloo führen können. Zudem sorgen der hohe Wasser- und Elektrolytverlust für eine heftige Gefahr, sich mit Muskelkrämpfen herumzuplagen oder eine Fata Morgana nach der anderen zu erblicken.

Sowas weiß ich natürlich alles nicht, genauso wenig wie ich mich vor einer Probestunde Yoga zum Arzt begebe, um mich durchchecken zu lassen. Steht zwar überall, will auch theoretisch jeder tun, aber wer macht das schon wirklich? Mittlerweile ist ja selbst das Aluminium verseuchte Deo unterm Arm eine heimliche Bedrohung, von der Chemie in unserem Haargel ganz zu schweigen – ein Wunder, dass wir noch das Radio einschalten. Das was? Radio. Linear. Oldschool. Verzeih, das gibt es noch bei uns. Und hätte es nicht die Verkehrsnachrichten um 9.30 Uhr ausgespuckt, wäre ich möglicherweise mental an der Bikram-Stunde vorbeigerutscht. So erinnerte mich der Kasten an mein Vorhaben.

Das Studio ähnelt einem Loft im Meatpacking District von New York. Roter Backstein, hohe Fenster, innen unverputzte Wände, klares Licht, aufgeräumtes Holzdesign. Bereits beim Eintreten erspähe ich die große, dominierende Milchglas-Doppeltür zum Yogatempel! Nur schemenhaft bewegen sich dort Konturen, dumpfe Beats. Scheint voll zu sein, die Bude.

Einmal ist keinmal – für 20 Euro habe ich die Möglichkeit nicht nur heute, sondern auch die kommenden zehn Tage, so oft ich will an einem Kurs teilzunehmen. Das ist zwar nicht mein ausdrücklicher Wunsch, da es aber kein anderes Starterpaket gibt, greife ich zu. Wer weiß.

Und laut Constantin vom Empfangstresen soll sich bei der Premiere nicht zwangsläufig das Gefühl einstellen, die richtige Freizeitbeschäftigung für sich ausgewählt zu haben. Vielmehr bedürfe es zweier, gar dreier Besuche. Ich fülle einen Fragebogen zu meiner gesundheitlichen Verfassung aus, dann checkt Constantin die Must-haves für die Stunde: zwei Handtücher, leichte Sportkleidung, Getränk! Alles am Start. Er gibt mir noch eine Parole mit: »Christian, heute heißt es für dich hier nur zu überleben. Die 90 Minuten einfach überstehen. Das muss einmal passieren, und beim nächsten Mal wird es dir gleich leichterfallen.« Wow, da bekomme ich doch richtig Bock auf Bikram. Auf der anderen Seite denke ich: Hey, du bist fünf Marathons gelaufen – was kann dir Bikram schon antun?!

Übermut und Arroganz haben im Yoga keine Zukunft. Genauso wenig wie eine fesche Turnhose und ein ehrliches T-Shirt aus fair gehandelter Baumwolle im 40 Grad heißen Ertüchtigungsraum. In diesem Dress schlüpfe ich nämlich in die Halle und suche mir mit meinem umwerfenden Riecher für den beschissensten Platz von allen eine freie Stelle unweit der, wie ich später erfuhr, in die Hinterwand eingelassenen Hitzeplatten. Das war also der Grund, warum dort keiner lag. Nach und nach füllt sich der Saal, der an seiner Stirnseite komplett verspiegelt ist. Spirituell wirkt hier nichts – das ist ein Fitnessraum.

Und der dazugehörige Cast ist jung, hübsch – und leicht bekleidet. Die wenigen Typen alle in Badehose, die Mädels in Sporttops und Höschen – das war's. Ach ja, und ich im Dorftrottel-Dress, Modell »Ich hatte kein WLAN, um die richtige Klamotte zu googeln«.

Constantin betritt als Letzter den Saal. Er prüft kurz das Raumthermometer, klemmt sich ein Headset um und stellt sich auf ein kleines Podest vor der Spiegelwand. Wir sind nun bestimmt an die 50 Leute an diesem Tag der Deutschen Einheit und für mich überraschend jung besetzt. Was machen die alle um diese frühe Uhrzeit hier? Die haben doch noch gar keine Kinder … Bikram zieht aus dem Bett.

Constantin trägt eine enge Badehose und erinnert mit seinem rötlichen Frisur-Bart-Konzept ein wenig an das fleischgewordene Sandmännchen. Ein schmächtiges Persönchen, das sich da aufschwingt, 90 Minuten den Drill-Instructor zu geben. Aber so ist es. Und er gibt Gas! Leider.

Ich fühle mich, da ich zehn Minuten vor Beginn bereits im Raum lag, gut akklimatisiert. Hitze setzt mir an sich auch nicht zu. Es ist eher die Luftfeuchtigkeit, die mich mit dem Ersticken ringen lässt, wie die Natter mit dem Biber.

Begonnen wird mit einer Atemübung, die für mich keinerlei Anstrengung darstellt, vielmehr durch das tiefe Inhalieren einer so warmen Luft ungewöhnlich angenehm wirkt. Es folgen der

»Halbmond« mit Rückbeuge, eine Vorwärtsbeuge, die Stuhlstellung, eine Art angehobene Hocke und der Adler – stell dir vor, du wickelst jeweils das eine Bein um das andere, dasselbe veranstaltest du mit den Armen. Es geht. Bis jetzt läuft es noch gemächlich, auch wenn mein T-Shirt bereits nach den ersten zwei Übungen komplett nass ist. Alles ist nass. Als wäre ich angezogen ins Wasser gesprungen.

Fühlte ich mich bis hierhin doch recht sicher, kippt plötzlich mein Wohlbefinden bei der geforderten Übung, meine Stirn im Stehen auf das ausgestreckte Bein zu legen. Unschaffbar für jemanden mit Bändern vom Laufen so kurz wie Pommes. Nun fängt mein Herz an zu rasen, es pocht in meinem Hals, in meinem Kopf, es pocht eigentlich überall. Das halb in der Luft hängende, nur halb ausgestreckte Bein sieht in dem XXL-Spiegel vor mir noch kümmerlicher aus, als es sich anfühlt. Überhaupt ist es seltsam, Yogaposen einzunehmen und sich dabei im Spiegel zu beobachten. Zumal es auch immer so wirkt, als geiere man sich nicht nur an sich selbst, sondern auch an den anderen auf, die im Sichtfeld liegen. Irgendwie komme ich noch klar, kämpfe mich über den »stehenden Bogen« zu Pose Nummer sieben, der »Waage«, eine Art Krieger 3 für Ahnungslose. Die Waage breche ich ab, denn mit Gleichgewicht hat das hier gerade nichts mehr zu tun – es herrscht nur noch Ungleichgewicht. Und dazu weiß ich gerade nicht, was mehr nervt – das Schwitzen, keine Luft bekommen oder das Gefühl, auch körperlich zu ersticken ob des pitschnassen T-Shirts, das wie ein Kettenhemd auf mir lastet und ich mir jede Sekunde am liebsten vom Leib reißen würde. Jedes Gramm muss eingespart werden – ist vorgemerkt fürs nächste Mal!

Ich gehe in die Stellung des Kindes – die internationale Yoga-Universalentspannungsstellung, verschnaufe, setze mich aufrecht hin und greife zu meiner Trinkflasche. Als ich gerade ansetzen will, ermahnt mich Constantin über die Beschallung, jetzt nichts zu trinken. Es sei den anderen Schülern gegenüber schlichtweg unfair, erklärt er und verweist auf die nächste Möglichkeit zu trinken nach Ende der Übung. Unverschämt, denke ich reflexartig. Lange nicht mehr von Dritten vom Überleben abgehalten worden. Alles zittert, ich sehe nur noch Konturen – das ist die Hölle auf Erden! Vergiss jeden Marathon – sieht er nicht, wie ich leide!? Ziemlich perplex sitze ich auf meiner Matte und warte, bis sich alle »ausgewogen« haben. Endlich! Ich kippe fasst einen gesamten Liter in mich hinein, denn wer weiß, was passiert, wenn ich beim nächsten Mal wieder einfach trinken will. Gibt es überhaupt ein nächstes Mal?

Wer ein Bikram-Studio eröffnen will, muss einmalig 10000 Dollar an Bikram zahlen und dann jeden Monat 500 Dollar. Franchise nennt man das. Ein Filialsystem, das sich mittlerweile über die gesamte Welt spannt und immer mehr Jünger findet, auch viele Promis darunter, wie Asthon Kutcher oder Julia Roberts. Kostentechnisch unterscheidet es sich nicht besonders von den anderen Yogakursen. Die meisten Zehnerkarten liegen bei etwas über 100 Euro.

Nach der Hälfte der stehenden Asanas ist eine Runde Savasana angesagt – liegen, ausruhen, zu sich kommen. Danach geht es weiter mit Übungen im Sitzen und Liegen, das ist meine Rettung. Anstrengend ist zwar auch das, aber es führt wenigstens nicht dazu, kläglich zu japsen und doppelt und dreifach zu sehen. Als die 90 Minuten um sind, bleibe ich noch auf meiner

Matte liegen. Zum einen, weil ich froh bin, diese pure Qual überstanden zu haben, zum anderen, weil ich gar nicht anders kann. Ich bin scheintot. Nichts lässt sich mehr heben und bewegen, mein Geist ist schwach, runtergefahren, wie mein Körper selbst. Ausgewrungen wie ein Lappen wurschtel ich mich irgendwie hoch und schleppe mich in die Empfangshalle, in der Obst, Wasser und Tee angeboten werden. Ich inhaliere den Apfel, ich lasse mich mit allem Flüssigen volllaufen und fasse es nicht, dass die meisten völlig fit und gut aufgelegt miteinander quatschen, witzeln oder eine Zeitschrift durchblättern. Mit letzter Kraft krieche ich in die Umkleidekabine, in der einer auf der Bank hockend meditiert, andere bereits unter die Dusche springen. Mit zittrigen Beinen stehe ich unter dem Wasserstrahl und kann es nicht mal genießen – nass war ich ja vorher auch schon. Als ich gehe, kommt Constantin zu mir: »Hast du gut gemacht. Und du wirst sehen, beim nächsten Mal macht es richtig Spaß, und du fühlst dich gleich viel besser.«

Es gab kein nächstes Mal. Nur noch einen Nachmittag, an dem ich außer der Aufnahme von Unmengen an Nahrungsmitteln zu nichts mehr in der Lage war.

Vinyasa-Yoga

Fließende Bewegungen zu bewusstem Atemrhythmus – komplett im Flow gleitest du durch die Übungen, die auch den Sonnengruß umfassen. Es wird nicht gesungen, kein Mantra gesprochen, eher bleibt es bei kernigen Ansagen und punktuellen philosophischen Weisheiten, die den Schüler in die nächste Position begleiten. Das ist dicht im Ablauf, jung, weil nicht religiös oder spirituell überladen und flott, da nicht übertrieben lange in die Stellungen hineingeatmet wird. Das Tempo verhindert, dass durch möglicherweise falsch ausgeführte Positionen Verspannungen im Körper entstehen, zudem lässt sich mit jedem Atemzug eine Position verändern oder erneut in sie hineingleiten. Die Übergänge von der einen in die andere Stellung sind zumeist ebenso elementar wie das Verharren in der Haltung als solches. Wie beim Jivamukti-Yoga arbeiten viele Vinyasa-Yogalehrer gerne mit Musik.

Wann kam Yoga nach Deutschland?

Im Vergleich zu vielen anderen schönen Dingen im Leben ist Yoga noch relativ neu in Deutschland. Erst in den 30er-Jahren des 20. Jahrhunderts wurde in Berlin die erste Yogaschule von Boris Sacharow nach Sivananda-Tradition eröffnet. Das heißt nicht, dass sich der Westen erst zu jener Zeit mit der Philosophie und Tradition des Yoga auseinandersetzte. Aber: In den englischen Kolonien in Indien beäugte man im 18. Jahrhundert die seltsamen Verrenkungen der Bewohner eher skeptisch, geradezu ablehnend. Und im 19. Jahrhundert begeisterten sich zwar bedeutende deutsche Philosophen wie Schopenhauer, Humboldt und Konsorten für Yoga, jedoch eher für das schriftliche Ausgangswerk, die Upanishaden oder die Bhagavadgita. Den wahren Durchbruch erlebte die Tradition erst nach dem Ende des

Zweiten Weltkriegs, sowohl in Europa als auch in den USA. In Deutschland wurde Yoga zunehmend populärer durch zwei große Schulen: die des Boris Sacharow und die der Yogaschule Yesudian – Haich. Gerade Selvarajan Yesudian verfasste viele Yogabücher, weshalb immer mehr Menschen von Yoga überhaupt Wind bekamen. In den 60ern begann Yoga sich zu organisieren, es entstanden das »Deutsche Yoga Institut« und schließlich der »Berufsverband Deutscher Yogalehrer«, der sich der Entwicklung einer professionellen und kompetenten Yogalehrerausbildung verschrieb. Seit den 80ern ist Yoga auf Erfolgskurs, wächst, differenziert sich in diverse Yogastile aus, die oftmals aus den USA rüberschwappen und einzelne Lehrer als Pioniere verehren, wird immer kreativer, ausgefallener und zeitgleich total massenkompatibel. Ob im Hotel, im Fitnessstudio oder bei der Arbeit – Yogakurse sprießen überall aus dem Boden, und jeder hat die Möglichkeit innerhalb kürzester Zeit Yogalehrer zu werden.

Vini-Yoga

Die Grundidee von T.K.V. Desikachar, der Vini-Yoga entwickelte, ist die individuell angepasste Praxis von Yoga als persönliche Heilmethode oder als ein auf den Leib geschneidertes Wohlfühlprogramm. Klingt gar nicht mal so doof, denn wenn man seinen Blick mal über die so komplett unterschiedlichen Anatomiemodelle beim Yoga schweifen lässt, dann ist es schon merkwürdig, dass alle mit demselben Programm dieselbe Wirkung erreichen sollen. Desikachar verschreibt seinen Schülern statt Tabletten Yogaübungen, gegen Rückenschmerzen genauso wie gegen Depression. Der »Krieger« auf Krankenschein!

Yogahotel!

2015 hat Deutschlands erstes Yogahotel eröffnet! Es heißt »Das Kubatzki« und ist in St. Peter-Ording zu finden. Von Einzelzimmer bis Suite ist dort alles geboten, dazu lässt sich eine Yoga-Tagesflatrate buchen, die ganz esofrei mit einem kreativen, schweißtreibenden Yogaprogramm sowohl für Anfänger als auch für Fortgeschrittene aufwartet. Tipp!
www.das-kubatzki.de

Solche Heiler brauchen wir in Deutschland auch – und wir haben sie: die Yogatherapeuten! Sie verfahren in diesem System. Und auch sie attestieren bestimmte Yogahaltungen, leichte wie anspruchsvolle. Wie kommt es nun aber, dass wir Vini-Yoga in der Gruppe erleben können? Indem die Übungen leicht und sanft sind. Leichte Bewegungsabläufe analog zum Atem, da freut sich der Anfänger wie Bolle und nicht nur im Herzchakra, während der Profi einnickt. Hier mischen sich gerne mal ein paar mehr Bewegungslegastheniker unters bunte Yogavolk und kneift's, quetscht's, schmerzt's, hat der Yogalehrer garantiert eine passende Alternative am Start, oder bietet die Stufe drunter plus Hilfsmittel an. Zwischen den Übungen wird verschnauft, der Atem beruhigt sich, und bitte keine Schweißtropfen am Kinn oder auf der Matte – sie passen nicht ins Bild! Insgesamt ein gemächlicher Stil, der sich beruhigend auswirkt, auch unbewegliche Menschen anspricht und bis ins hohe Alter umsetzbar ist.

Tri-Yoga

Keine Pause, die beindruckend gleitende Choreo fließt in einem Stück – so läuft Tri-Yoga. Die Bewegungsabläufe sind geradezu ausdrucksstark. Übungen und Atem sind im Einklang, dazu wird gesteigerter Wert auf die Fingerhaltungen gelegt, die Mudras. Das erinnert ein bisschen an »Let's Dance«, wenn man die kreisenden Handgelenke sieht. Es wird für gewöhnlich sehr detailgenau nach Anweisungen der Lehrer gearbeitet. Gefühlt eine sehr feminine Art Yoga zu praktizieren.

Aua!-Yoga

Es ist nicht alles erleuchtet, was unter einem Baum sitzt. Yoga hat auch seine unrasierte, stoppelige Seite, die aus dem sanften Bewegungsschaf einen bissigen Fleischwolf kaspert, der überhaupt nicht zu Späßen aufgelegt ist. Er ist der Begründer des »Aua!-Yoga«, eine wachsende Yoga-

Splittergruppe mit einer extrem hohen Dunkelziffer. Beim Schulterstand den Nacken verletzt? Ich? Niemals!
Die meisten Mattenunglücke ereignen sich aus yogisch niederen Beweggründen wie falschem Ehrgeiz (im Kern eine Frage des Egos). Bei offenkundig fehldosierter Anstrengung erleiden Freizeit-Yogis viele Verletzungen – bevorzugt im Bereich Schultern, Nacken, unterer Rücken –, auch durch die Anwendung falscher Technik unter mangelnder oder mangelhafter Anleitung. Zeigen wir nicht mit dem Finger auf den Yogalehrer, sondern lernen daraus, erst jemanden nach persönlichem Gusto zu casten und dann lieber öfter und genauer nach vorne zu schauen.
Von Kopfstand, Pflug und Schulterstand raten einige Experten Abstand zu nehmen, da sie zu belastend für den Nacken sind und angeblich das Schlaganfallrisiko erhöhen. Ansonsten ist es wichtig, dem Yogalehrer seine persönlichen Zipperleinchen vor dem Kurs mitzuteilen und nur aufgewärmt und sorgsam die Haltungen einnehmen.

Anusara-Yoga

Ich habe jetzt schon ein paarmal Anusara geyogt, eine moderne Schule des Hatha-Yoga – und muss sagen, mir gefällt es sehr. Auftaktmantra, und los geht's! Ein ruhiges, an Iyengar orientiertes fließendes Yoga, das hinduistische Spiritualität mit westlicher Lebensweise kombiniert. Sehr präzise und anatomisch wohl mit am besten ausgerichtet. Ziel ist eine gesunde Haltung von innen heraus und durch das genaue Ausführen der Übungen Körper und Geist in Konzentration zu bringen. Anusara wird aus dem Sanskrit frei mit »dem Herzen folgend« übersetzt. Und Herzlichkeit spielt im Anusara-Yoga eine wichtige Rolle. Gemeint ist eine innere Haltung, die von Herzlichkeit geprägt ist. Daran arbeitet ihr. Erstrebenswert, oder?

Yoga-Time

Yoga empfiehlt sich morgens vor dem Frühstück oder abends, zwei Stunden nach der letzten Mahlzeit. Wer es zeitlich auf die Kette bekommt, der sollte sich mindestens einmal pro Woche im Gruppenkurs und dreimal zu Hause strecken.
Einen Tag gehst du dann noch Joggen oder Fußball spielen und Haken dran!
Yogi-Superstar 4.0. – da ist er! Omm! Und gut.

Iyengar-Yoga

B.K.S. Iyengar hat DAS Standardwerk des Yoga verfasst: *Licht auf Yoga*. Jeder Yogalehrer hat den Schmöker im Regal stehen. Iyengar-Yoga verlangt ganz präzise Bewegungsabläufe unter Zuhilfenahme eines kleinen Arsenals an Hilfsmitteln wie Gurte, Klötze, Kissen, Bänke, Sandsäcke, Seile – was man halt so findet.

Manchen ist das zu viel, anderen zu langweilig, aber die richtigen Cracks schnuppern alle irgendwann mal vorbei, weil es doch zur hohen Kunst gehört, in die intensive Feinheit zu gehen und ihr nachzuspüren.

Vidja

Wer irgendeinen Begriff aus dem Yoga oder einen Yogastil googelt, gelangt automatisch zu Yoga-Vidja. Seine Präsenz im Netz ist enorm, nicht nur weil Yoga-Vidja mit zu den größten Yogalehrer-Ausbildungszentren Europas gehört und an diversen Standorten sogar Yoga-Urlaub anbietet, sondern auch die »Yogawiki«-Seite ins Leben gerufen hat, die ähnlich wie Wikipedia eine Art Wissenssammlung für Yoga ist.

Vidja ist dem Sivananda-Style verdammt ähnlich bzw. ist die gelockerte Version des Sivananda-Styles, da Vidja von einem Sivananda-Meister gegründet wurde. Auch hier geht's zunächst entspannt los, steigert sich über die Sonnengrüße, mündet dann aber in einem auch mal variierten Sivananda-Ablauf an Atemübungen und Asanas. Hier geht es alles andere als starr zu. Das Pranayama (Atemübungen) ist eine Spezialität von Vidja-Gründer Bretz, der sich hier vom Kundalini-Yoga inspirieren ließ. Von daher findest du viele coole Atemexperten unter den Lehrern, die spitzenmäßige Übungen anbieten.

Wieso nun Hatha-Yoga?

In erster Linie ist Hatha-Yoga der Pfad, der sich am allerbesten mit der Jetztzeit kombinieren lässt. Wollen wir realistisch sein: Weder sind wir in unseren Positionen und Rollen in der Lage, ständig selbstlos zu denken und zu handeln, noch dauerhaft Schriften zu studieren und per Weisheit dem gnadenlosen Katapult der Wiedergeburten zu entsteigen. Nicht jetzt. Vielleicht später, wenn unsere Kinder älter sind und wir das Gefühl einfach nicht loswerden, tiefer ins Yoga einsteigen zu müssen. Und wer völlig unyogisch ungeduldig erfahren will, wie es ist, alle Pfade des Yoga miteinander zu kombinieren, dem empfehle ich einen Yogatrip in ein Ashram. Mein Tagebuch dazu findest du ab Seite 239.

Bemühen wir noch mal den guten Weisen Patanjali, du erinnerst dich, der Mann mit den Yoga-Sutras. Die Versesammlung sieht für den praktizierenden Yogi einen achtgliedrigen Übungsweg (»Ashtanga«) vor, der Körper und Geist reinigt und schließlich zur Erleuchtung führt. Nun ist dies für uns das nicht zwingend relevante Fernziel, aber wie wir wissen, ist es immer besser, mit einer Vision loszulegen als ohne ziellos herumzudümpeln.

Sollte es daher für dich nicht unbedingt die Erleuchtung sein, die du persönlich anstrebst, dann ist es doch sicherlich das eigene Wohlbefinden, das dich motiviert, den Blick nach innen zu richten, die Möglichkeit, Hektik vorbeirauschen zu lassen und gelassener mit Kind, Kegel und Jobalarm umzugehen.

Und damit wären wir abgebogen.

Um es mit der Ost-Band Karat oder Peter Maffay zu sagen: »Über sieben Brücken musst du geh'n«. Im Sinne Patanjalis möchte ich korrigieren – gehen wir acht.

Step 1: Yama

Yama definiert fünf Verhaltensregeln für Yogis.

Ein Yogi sollte …

- … **gewaltlos handeln** – und zugleich freundlich und rücksichtsvoll mit anderen und sich selbst umgehen.
- … **nicht stehlen** – und zwar weder materielles noch geistiges Eigentum.
- … **sexuell kontrolliert sein** – strittig! Gerade dieser Punkt ist natürlich beliebter Diskussionsstoff: Manche Yogaschulen verstehen darunter eine Art Pflicht zur sexuellen Enthaltsamkeit. Der Großteil sieht's entspannter und rät dem Yogi, seine Beziehungen zu anderen Menschen so zu gestalten, dass genügend Raum für das Streben nach Weisheit bleibt.
- … **unbestechlich sein** – und immer nur das annehmen, was angemessen erscheint. Geschenke, Belohnungen und Ähnliches sorgen oft für Verpflichtungen oder Bindungen, die der Beschenkte gar nicht eingehen will.
- … **wahrhaftig sein** – in Worten, Taten und Handlungen.

Step 2: Niyama

Niyama definiert, welches Verhalten gerne beim Yogi gesehen wird:

- **Sauca:** innerliche (gesund und geistig klar) und äußerliche (hygienische) Reinheit.
- **Samtosa:** Zufriedenheit mit dem, was ist, auch mit vielleicht unerwünschten Ergebnissen umgehen, sie annehmen und daraus lernen! Ebenfalls ist unter Samtosa zu verstehen, sich nicht mit anderen zu vergleichen. Du siehst, es ist eine echte Prüfung, diese Grundsätze tatsächlich immer zu leben.
- **Tapas:** Nicht weiße Bohnen in Tomatensauce, Stockfischbällchen oder Tortillas sind hier gemeint, sondern Selbstdisziplin und körperliche Ausdauer. Emsig üben, achtsam sein, gutes Zeugs essen und Giftstoffe, von ungesundem Essen bis zu ungesunden Gedanken, regelmäßig verbrennen!
- **Svadhyaya:** Reflexion, Selbstsuche und Hinterfragen von eigenem Denken und Handeln. Zudem ist damit das Studium spiritueller Schriften gemeint.
- **Ishvara Pranidhana:** Damit ist die Hingabe zu Gott gemeint. Keine Ängste mehr vor der Zukunft, keine Zweifel an einer Entscheidung – wir geben unser Bestes, und den Rest regelt Gott, die Energie, das Universum. Er/es weiß, was das Beste für uns ist.

Mal kurz zwischengeatmet:

Yama und Niyama sind sowas wie der Yoga-Knigge oder das Yoga-BGB: Hier sind die moralischen Grundlagen geregelt. Wer danach lebt ist heiter aufgelegt, den Dingen gegenüber positiv aufgeschlossen, klar und sauber im Geist und damit top vorbereitet für die Meditation.

Step 3: Asanas

Auf der dritten Ebene finden wir nun das, weshalb Yoga den meisten überhaupt bekannt ist: die unterschiedlichen Körperhaltungen in allen möglichen Varianten und Ausdrucksformen. Wie viele Asanas es gibt ist relativ unklar. Es wird von Tausenden gesprochen, in manchen Schriften von 32 und der einen oder anderen Yogaschule folgend von 84. Einige Yogastile wie Bikram-Yoga (Yoga bei gewächshausähnlichen Temperaturen) haben zum Beispiel 26 Positionen festgelegt – das heißt, egal wo du auf der Welt einen Bikram-Yogakurs absolvierst, du bekommst deine 26 Übungen serviert. Zu Bikram bitte meinen Selbsttest ab Seite 69 lesen.

Asanas lassen sich jedoch nicht einfach mal so baukastenmäßig wie Gymnastikübungen runterbeten. In der Praxis ist hier höchste Achtsamkeit geboten. Beim Einnehmen der Stellung, beim Halten und bei dem wieder Lösen. Dazu gibt es für jede Übung, für jeden Ablauf eine Idee, wie bzw. wann ein- und ausgeatmet werden soll. Das hat ein wenig von einer feststehenden Choreographie, die anfangs gar nicht so leicht zu erlernen ist, aber mit der Häufigkeit der Übungen im Laufe der Zeit wie von alleine dahinfließt. Zwei Eigenschaften sollten die Asanas in der Praxis aufweisen können: Wohlgefühl (im Extrem-Verknotungsmodus nicht immer vorstellbar) und Stabilität (der gerade nach einem anstrengenden Tag auch mal die Puste ausgeht, weshalb der »Baum« zur Seite kippt).

Wer Asanas umsetzt, der denkt nicht an die Wirkung, sondern *macht*. Praxis zählt, nicht die Theorie – zumindest für uns Schüler. Die Konzentration auf das korrekte Hineingehen in die Position, dazu das Atmen, das Halten etc. lässt unsere Aufmerksamkeit vollends im Moment verweilen und nicht zu sämtlichen To-dos von morgen, Ärger von heute oder Verpeiltem von gestern abdriften. Die für gewöhnlich unablässig ratternden Alltagsgedanken werden ignoriert, unterbrochen, sind im Augenblick verschwunden! Ruhe in der Birne.

In Yogakursen wird daher auch immer darauf hingewiesen, nicht zu quatschen, auf seine eigene Matte zu gucken und ganz für sich zu sein. Im Gegensatz zu den diversen Gymnastikstyles, wie sie in Fitnessstudios rauf und runter angeboten werden, geht es beim Yoga null um Wettbewerb. Keiner macht's besser oder schlechter – jeder macht sein Yoga, wie er es jetzt genau in diesem Moment praktiziert. Dafür gibt es keine Wertung, keinen Vergleich. Im Yoga sind Perfektion und Leistungsorientierung und der ganze Krimskrams, mit dem wir uns in unserem Gesellschaftssystem rumzuschlagen haben, einfach nicht existent! Gibt's nicht, geht nicht – geht doch! Vielmehr ist beim Yoga im Hier und Jetzt alles gut und richtig, wie es ist – ob die Stellung perfekt gehalten werden kann oder nicht, ob sich die Gedanken beruhigen lassen oder weiter fließen – alles ist okay! Bleiben wir bei uns, fokussieren wir uns, ohne abgelenkt zu sein, dann fühlen wir unsere Mitte und lassen alles los, was uns belastet.

Step 4: Pranayama

Das »next big thing« auf unserem achtgliedrigen Weg ist das Pranayama, die Atemübungen zur Vereinigung von Körper und Geist. »Prana« ist unsere Lebensenergie und »Ayama« die Kontrolle. Wir wollen also den Atem kontrollieren und vertiefen lernen, durch Übung und konzentrierte Aufmerksamkeit. Und das funktioniert über hervorragende Atemübungen, wie

Luftanhalten, nur durch ein Nasenloch atmen oder Zwerchfellatmung.

Pranayama ist jedoch im Yoga wirklich 'ne große Kiste, da du mit einer längeren Konzentration auf deinen Atem und einer ganz achtsamem Atemtechnik dein Bewusstsein beeinflussen kannst. Ähnlich ergeht es den Mediationscracks oder Menschen, die sich anderen Entspannungstechniken hingeben.

Die Folge regelmäßiger Atemübungen ist ein intensiveres Gefühl für die eigene Atmung. Wann werde ich kurzatmig, wann ist mein Atem flach, dass ich ihn gar nicht mehr wahrnehme, wann schneller ... Da der Atem viel über unseren Körper, über den Muskeltonus aussagt, unsere Gefühle und persönliches Befinden spiegelt, lässt sich über das Atemtraining wiederum aktiv Befreiendes »herbeiatmen« – angewohnte Muster des Organismus können durchbrochen werden und positiv auf unser Wohlbefinden Einfluss nehmen. Mehr dazu findest du im Kapitel »Atemlos durch die ...« ab Seite 211.

Step 5: Pratyahara

Auf der fünften Stufe, nach der Lehre der achtsamen Atmung, folgt das Schulen der Sinne wie des Sehens, Hörens, Fühlens, Schmeckens und Riechens, indem sich unser Geist nach innen richtet und unsere Wahrnehmungen bewusster erfasst. Auf diese Weise trainieren wir unsere Sensibilität, können Dinge erkennen, die uns sonst durch die Lappen gehen. Sich auf den Punkt zwischen den Augenbrauen zu konzentrieren, etwa während der Meditation, ist in diesem Zusammenhang auch eine gute Übung – und zugleich eine perfekte Vorbereitung auf die folgende Konzentrationsübung in Step 6.

Step 6: Dharana

»Dharana« bedeutet Konzentration. Und ebendiese gilt es auf reale oder innerlich vorgestellte Gegenstände zu richten, ohne sich durch Geräusche, umkippende Mattennachbarn oder unters T-Shirt krabbelnde Insekten ablenken zu lassen. Es kann auch ein Punkt im Kopf, eine Region im Körper oder ein Mantra sein. Dharana bildet die Basis der Meditation. Doch während Dharana eine vorsätzliche Unternehmung zur Konzentration ist, …

Step 7: Dhyana

… besteht die siebte Stufe in der distanzierten Beobachtung ständig hereinpurzelnder Gedanken. Sie einfach Gedanken sein lassen, ohne sie zu bewerten und zu kommentieren – darin besteht die große Kunst der Meditation. Deine Gedanken, dein Ego, Raum und Zeit sind ausgeschaltet, all das ist nicht mehr existent, du verschwimmst mit dem gesamten Universum. Was kann jetzt noch folgen?

Step 8: Samadhi

Auf dieser Ebene wirst du eins mit dem Objekt, das Grundlage der Meditation war. Dein Zustand ist dabei weder als Tiefschlaf, Traumwandeln, friedliches Schlummern oder Hypnose zu bezeichnen, noch als Wachzustand oder Mördertrip. Es handelt sich schlicht um einen Bewusstseinszustand frei von logischem Denken. Dieses komplette Versunkensein gelingt ohne jegliche Anstrengungen.

Yoga ist Selbsterfahrung und Selbstbegegnung. Mit Glauben hat das nichts zu tun, eher mit Lust auf Erfahrungen, auf praktische Übungen ohne großartig nachzudenken. Das Motto: MACHEN! Regelmäßig, ehrlich gesagt, täglich. Das beharrliche Üben wischt uns immer wieder aufs Neue feucht und frisch durch, mit der Folge, dass wir von Tag zu Tag klarer denken und handeln können, aber auch klarer im Leben stehen.

Adieu Ego & Co. – loslassen und loslegen!

Das Leid, das wir Menschen täglich durchleben, ist der indischen Philosophie zufolge herrlich selbst gemacht. Seine Ursache liegt nämlich in unserem Geist, der durch Leidenschaften getrübt wird, auch die fünf »Kleshas« genannt. Da wäre zunächst die Nummer 1 – wir kennen sie alle –, **»Avidya«**, die Unwissenheit! Damit ist nicht Hohlbratzigkeit oder Dumpfbackentum gemeint, sondern die Fehlinterpretation einer Situation, weil die eigene Wahrnehmung oftmals schonungslos automatisiert abläuft. Ebenso ist damit ein Missverstehen der eigenen Wahrnehmung gemeint. Ich halte mich für straight, bin es aber nicht und umgekehrt.

Auch die Nummer 2 ist ein Dauerbrenner in unserem Alltag: **»Asmita«**, das übermächtige Ego. Übersetzt: sich selbst viel zu wichtig zu nehmen. Geläufige Merkmale sind überzogener Stolz, Hochmut und stets das nahezu zwanghafte Bestreben, besser als die anderen zu sein. Indikatoren außerdem: ein beträchtliches Maß an Selbstmitleid. »Ich armer Papa muss schon wieder das Nachtfläschchen brauen.« Und: »Immer passiert mir das!«, dicht gefolgt von »Na, mich nutzen sie ja gerne aus.« Asmita ist recht populär, denn wir alle kennen das Gefühl, wenn wir uns aufgrund eines Patzers oder einer Absage komplett schlecht oder als völliger Loser fühlen, dessen Weltbild ins Wanken gerät, obwohl es nur eine einzige Reaktion war, die ja diese Dimension des Leidens gar nicht rechtfertigt.

»Raga«, die Nummer 3 im Spiel, ist aktueller denn je: Konsumdenken! Der ständige Wunsch nach mehr! Es geht immer noch besser, immer noch edler, gemäß dem Leitanspruch »Moment, das lässt sich hier aber doch noch hundertprozentig toppen, oder?« Raga bedeutet, nach etwas zu verlangen, das man gar nicht braucht bzw. das einem im Zweifel auch null und überhaupt nicht guttut. Maßloses Fressen oder Shoppen, und vor allem ein reflexartiges, ja gieriges Zugreifen, obwohl der Bedarf gedeckt ist. Raga lässt uns am Materialismus kleben.
»Dvesha«, die Nummer 4, vergiftet hingegen den Geist der Uneinsichtigen. Einmal eine miese Erfahrung gemacht, schon gilt die emotionale Blaupause pauschal für alles, was damit im Zusammenhang steht. Einmal vom Hund gebissen, sind Hunde fortan ein rotes Tuch! Dvesha ist die oft unbegründete Angst vor Veränderungen und dem Unbekannten. Es ist indes nicht Dvesha, wenn du nachts nicht alleine durch zwielichtige Streifen Mexiko-Citys flanieren willst. Ganz im Gegenteil. Dann bist du mit yogisch klarem Blick am Start, legst eine gesunde Vorsicht an den Tag und erkennst an, dass diese Idee purer Schwachsinn ist.

Doch Dvesha ist ein Pups gegen die Nummer 5, **»Abhinivesha«**, den überdimensionalen, unermesslichen Präsentkorb der Abermillionen Ängste in uns. Die Saat der Angst: Existenz- und Zukunftsängste, Ängste vor Krankheiten, vor dem Tod, Panik, Zweifel, Unsicherheit – das volle Programm, das in uns rauf und runterläuft. Und das ist ein fettes Hindernis für uns Yogis, denn wir gehen davon aus, dass wir mit unserem Geist und unserem Denken unsere Realität und unser Leben bestimmen. Wer sich also stets den Alptraum ausmalt, der läuft Gefahr, dass er ihm auch serviert wird!

Dickster Brocken ist also unser EGO. Durch viele, viele Erfahrungen und Erlebnisse geschliffen, in wiederkehrenden Verhaltensmustern festgefahren. Überall im Alltag sind unsere Haltungen und Denkstrukturen mit Blick auf die anderen zu spiegeln. Wir vergleichen uns, um zu ergründen, ob wir richtig ticken, ob wir dazugehören dürfen. Wer jetzt nicht zugreift, der spinnt. Und kein Smartphone haben, aber mitspielen wollen – das geht gar nicht.

Körper und Geist bilden im Yoga eine Einheit, und wie wir gelernt haben, geht es auf dem achtgliedrigen Pfad stets um beides. Unterwegs reduziert sich unser aufgeblasenes Ich, und unser Mut wächst – du wirst es merken. Ich habe diese Erfahrung selbst gemacht. Selbstsicher, weil klare Sicht, treffen wir plötzlich Entscheidungen, die wir noch Jahre zuvor niemals gewagt hätten.

So habe ich mich zum Beispiel trotz Familie mit drei Kindern beruflich noch mal komplett neu erfunden und aufgestellt (mehr dazu im Abschnitt »***Meine Chakrenreinigung***« ab Seite 109). Ich würde jetzt niemals behaupten, dass das nur mit Yoga zusammenhängt, aber dank der täglichen Praxis erkannte ich immer mehr, was mir persönlich wichtig, und was für mich ein unerträglicher Zustand ist. Als sich mir meine Situation völlig eindeutig und ungeschönt präsentierte, ließ ich mich auf den großen Schritt ein. Und auch das ist Yoga. Altes loslassen und sich auf Neues einlassen. Es beginnt mit unserem Körper. Alte Verhärtungen, festgefahrene Konzepte werden durch die Übungen aufgebrochen, der Atem, unsere Lebenssäule, lüftet alles durch, gibt Energie frei, und allmählich erreichen wir eine neue, eine wahrhaftige Denkweise. Sind die alten Möbel erst mal raus und die Wände komplett frisch gestrichen, offenbart sich dir der nackte, großzügige Raum. Jetzt kannst du damit alles machen, was du willst!

Mit Yoga gilt der alte Toyota-Slogan: »Nichts ist unmöglich«, oder ins Positive verkehrt: Alles ist möglich!

Nahezu eine Binsenweisheit in unserem vor Selbstfindungsmöglichkeiten prosperierenden System ist die Erkenntnis, unserem eigenen Wert nichts mehr hinzufügen zu können. Weder durch einen weiteren Doktortitel, den Master-Abschluss, die achte Marathonteilnahme noch durch das zwölfte Kind, ein noch größeres Auto oder eine fette 24-Zimmer-Villa mit Blick über die Stadt.

Das Äußere kann bleiben, die Konstellation auch weiter existieren – aber unsere Haltung darf, nein, sie wird sich ändern! Es sind nämlich unsere tiefen inneren Glaubenssätze, die uns blockieren. Die eigenen schlechten Bewertungen unseres Handelns, das Schlechtdenken über uns selbst und so selbstzerfressende, nagende Gedanken wie »Schaffe ich das?« oder »Oh, je, was passiert nur, wenn die Idee scheitert?« oder »Was ist, wenn sie mich nicht mögen?«

Raus kommen wir da nur mit Disziplin und der ernst gemeinten Absicht, uns für Yoga zu öffnen. Und nun ist es an der Zeit, den spirituellen Schlenker zu nehmen. Es wird dir sicherlich schon ein paarmal aufgefallen sein, dass Druck immer Gegendruck erzeugt. Gerade beim Erreichen von Zielen. Wenn wir etwas unbedingt und um nahezu jeden Preis schaffen wollen, misslingt unser Vorhaben meist, zieht sich künstlich in die Länge und rückt damit in weite Ferne. Oder wir schaffen es, merken aber, dass es sich ob all der Verkrampfung gar nicht mehr so gut anfühlt. Durch Yoga lernen wir den Druck aus der Tüte zu nehmen, zwar eine klare Vision zu verfolgen, aber uns nicht ständig von ihr geißeln zu lassen. Indes gehen wir unserem Tagewerk nach und geben dabei stets das Beste. Immer mal wieder reflektieren wir unsere Vision, spüren nach, sehen vielleicht noch schärfer oder müssen bereits erste Korrekturen vornehmen. Doch unser Ziel bleibt auf diese Weise lebendig, während wir weiter in vollem Bewusstsein, bei ganzer Aufmerksamkeit im Moment unsere Arbeit tun.

Lass uns einen Moment die Perspektive verrücken: Normalerweise betrachten wir bei einer geplanten Umsetzung von Zielen nur unsere persönlichen Möglichkeiten. Was kann ich leisten? Wie hoch ist mein Aufwand? Was bringt mir dieses Ziel? Mit diesen und ähnlichen Fragen beschäftigen wir uns. In Relation zu all den Rädchen, die sich täglich auf der Welt drehen, betrachtet, ist dein persönliches »enormes Projekt« ein winziger Hasenköttel. Doch alles steht mit allem in Verbindung, und wir können noch so sehr vorbereiten und planen: Eine Garantie gibt es nicht. Es geht hingegen leichter, lösen wir uns von dem »Muss«, sind offen, neugierig und haften nicht obsessiv an unserer Idee. Auf diese Art und Weise erreichen wir unsere großen Ziele – nicht ausschließlich durch unsere eigene Leistung, sondern als ein Resultat aller uns umgebenden Kräfte.

Unsere Erfahrungen prägen unser Betriebssystem, mit dem wir Tag ein, Tag aus unser Leben gestalten, auf Dinge reagieren oder andere, nämlich unsere Kinder, erziehen und prägen. Unser »Ich« hat sich im Laufe der Jahre entwickelt vor dem

Hintergrund, sich abgrenzen zu wollen. Das gelingt auch bei nahezu jedem von uns. Umso schwieriger gestaltet es sich jedoch, dieses allzu stabile und uns dadurch arg begrenzende »Ich« zu knacken und wieder einen Kontakt zwischen Atem, Energie und Wahrnehmung herzustellen, wie wir es alle zu Beginn unseres Lebens beherrschen. Yoga hilft uns dabei, weil Yoga unsere Wahrnehmung ändert. Mit dem Wohlgefühl nach einer intensiven Praxis nehmen wir Lärm, Stress und Druck ganz anders wahr. Wir ruhen in uns, fühlen uns nicht getrieben, entwickeln Verständnis für Situationen und sehen Dinge nicht mehr so eng. Plötzlich geht mehr. Sind Sorgen weniger groß, spüren wir eine eigene Energie, die uns nicht aufgeben und uns ganz wach und klar erkennen lässt, was wirklich und wahrhaftig ist.

Je intensiver wir Yoga praktizieren, desto wacher wird unser Verstand und desto weniger leben wir mit Illusionen und Begrenzungen. Wir erfahren Wahrhaftigkeit!

Die klare Sicht auf den eigenen Kosmos ermöglicht auch den frischen, unverfälschten Blick auf die große weite Welt, und da sieht es ja bekanntlich oft weniger wahrhaftig aus. Kommen wir also vom Kleinen wieder ins Große. Das aufgeklarte Visier durch unsere Yogapraxis ermöglicht es uns, die Erde, auf der wir leben und mit der wir als Yogi-Daddys in Einklang leben möchten, wieder sensibler wahrzunehmen und unseren Beitrag zu leisten, um aus ihr einen besseren Ort zu machen. Erkennen wir, dass wir es sind, die die Welt zu dem machen, was sie ist, dann sind wir auch in der Lage, Verantwortung zu übernehmen und von Handlungen abzusehen, die ihr schaden. Nachhaltig konsumieren, kritisch denken, ein reflektiertes Umweltbewusstsein entwickeln, die Ernährung auf Qualität und Quantität prüfen – dieses Denken setzt sich über die Übungspraxis des Yoga in uns fest.

Yoga-Fitness

Yoga auf Kasse

Frag bitte mal bei deiner Krankenkasse nach, inwiefern sie Yogakurse bezuschusst oder komplett trägt. Sowohl als Prävention als auch auf Rezept ist Yoga mittlerweile auch bei den Krankenkassen eine große Nummer. Eine Vielzahl meiner Mityogis im »Yogamoves«-Studio in Ottensen lässt sich immer noch eine Krankenkassenbescheinigung ausstellen. Beachte aber bitte, dass der/die Yogalehrer/in entsprechend legitimiert und von der Krankenkasse anerkannt sein muss. Das heißt eine umfangreiche Ausbildung ist vonnöten sowie im Idealfall ein ursprünglicher Gesundheits- oder Sozialberuf. Meistens erfährst du diese Infos bereits auf der Internetseite der Yogaschule.

Yoga als Kalorienkiller

Wer es darauf abgesehen hat mit Yoga abzunehmen, dem sei gesagt: äh … ja.

Taekwondo, 60 Minuten Spinning, Jogging oder Crossfit brennen da schon mehr ab. Doch es kommt darauf an, *welchen*

Yogastil du praktizierst. Ich will jetzt noch nicht in die »Katze« gehen, bevor ich sie aus dem Sack lasse, aber für Hartgesottene hat auch Yoga ein schweißtreibendes Pflänzchen parat. Fangen wir jedoch chakramäßig ganz unten an:

Hatha mit Flow, Atem- und Mediationstechniken – klingt nicht nach dem Fatburner per se und ist es auch nicht. Da kannst du auch um den Teich spazieren: 200 Kalorien pro Stunde. Ashtanga packt ein bisschen was dazu, da landest du bei circa 300 Kalorien pro Stunde. Zur Erinnerung: Hier handelt es sich um etwas anspruchsvolleres Hatha, aber auch mit vielen Atemübungen und Meditation verbunden. Mit Sitzen und Atmen kann man in der knallharten Welt der erbsenzählenden Kalorien- und Joule-Broker jedoch nichts reißen. Vielversprechenderes verheißt Power-Yoga. Da brennt das Fett doch schon im Begriff! Power-Yoga ist Ashtanga in der »Action-Jackson«-Version, die einen mit schnell wechselnden Positionen in Wallung bringt. Erhöhter Herzschlag, erhöhter Puls – macht 400 Kalorien in der Stunde. Eine Runde Power-Yoga dauert in der Regel aber nur 30 bis 45 Minuten. Wir bleiben im Tempo und legen noch eine Schippe drauf: Vinyasa-Yoga. Funktioniert fast wie eine dynamische Choreographie, bei der die Asanas ineinander übergehen. Das sorgt natürlich bei dem Praktizierenden für Schweißperlenbildung auf Stirn, Nase und unter den Achseln. Sieht gut aus, riecht aber gewaltig – nein, im Ernst, 450 Kalorien stehen am Ende zu Buche, was in etwa dem Verbrauch einer gaaanz langsamen Joggingrunde in einer Stunde entspricht. Und jetzt kommen wir zum Kalorienknaller unter den Yogastyles, es ist: Bikram! Ta-dah! Die Saunaversion von Yoga, die bei 40 Grad und 40 Prozent Luftfeuchtigkeit geturnt wird, haut dir glatt 1000 Kalorien weg. Moment, das war jetzt ein bisschen geschummelt: streng genommen sind es 650 Kalorien, aber da Bikram, auch Hot-Yoga geschimpft, immer in 90 Minuten-Einheiten veranstaltet wird, war ich so frei, grob hochzurechnen. Die Verbrennungshöhe ist kein Wunder, hat man vermutlich schon 500 Kalorien nur durch reines Im-Raum-Sein verdampft. Jeder schwitzt schon vor dem Reigen an 26 mitunter echt anstrengend zu haltenden Positionen, von Pause keine Spur.

Wer also unter Abnehmen versteht, möglichst viele Kalorien durch »Bewegung« zu knacken, der ist bei Bikram oder bei den oben genannten dynamischen Yogastilen sicherlich gut aufgehoben.

Ich habe selbst diverse Diäten hinter mir und weiß: Zum Abnehmen gehört mehr als Verbrennen. Es ist wichtig wieder wahrzunehmen, wann man wirklich Appetit hat, eine innere Haltung zu gewinnen, die einen von Heißhungerattacken befreit, da man bereits eine Speise zu sich genommen hat. Bei mir tritt zum Beispiel nach der Yogapraxis am Abend kein Hungergefühl auf. Mein Körper ist ausgeglichen, zufrieden und somit auch irgendwie satt. Wenn es dann schon 21.30 Uhr ist, esse ich, wenn überhaupt, nur noch was Leichtes. Was ich bei Yoga viel spannender finde, ist die Möglichkeit, über Yoga so viele reinigende Prozesse im Körper in Gang zu setzen, viele kleine Muskeln mit Leichtigkeit zu trainieren, ein ausgeglichenes Körpergefühl zu haben, und einen Körper, der gut verdauen kann, stark durchblutet ist und über einen angeregten Stoffwechsel verfügt. Alles normalisiert sich, auch dein Hungergefühl, und mit yogischem Atem wirst du gesünder, schlanker und fühlst dich jünger. Das klingt doch wahrlich besser und plausibler als jeder üble Diätplan. Habe ich recht oder recht? Mein Diätplan für dich: dreimal pro Woche Yoga! That's it. Und eine gesunde Ernährung. Dazu aber sowieso später mehr! Omm-Appetit!

Nicht ohne meine Matte!

Wer so richtig horny auf Yoga ist, merkt das daran, dass er regelrecht unruhig wird, wenn er mal nicht gleich auf die Matte kann! Auch das ist ein Zeichen für Yoga-Abhängigkeit: Die Yogamatte muss immer in der Nähe griffbereit sein. Am besten hast du eine zu Hause, eine am Arbeitsplatz und eine für die Reise. Leicht, dünn, überall verstaubar!

Du ertappst dich beim Durchblättern von Yogabüchern und Fachzeitschriften am Flughafen? Und was gibt der Yoga-Onlineshop eigentlich so her? Haben die auch Männerklamotten? Jawohl, mein Yogifreund, du bist »druff«!

Die Sucht äußert sich zudem durch die Lust auf das körperliche Wohlgefühl. Beim Laufen ist es der Endorphinausstoß zum Ende hin, der einen immer wieder flasht, hier ist es die Leichtigkeit in den Knochen trotz übelster Folterstellungen, der Frieden im Geist, die Fähigkeit, sich gerade völlig entspannt einzulassen und hochkonzentriert zu sein. Die Lust am Yoga besteht auch darin, mit jedem kleinen Erfolg die Übungen weiter zu trainieren, mehr in die Dehnung zu gelangen und sie noch mehr auszukosten. Und welch Triumph, plötzlich die Beine durchstrecken zu können, hat man doch jahrelang die Knie bei den Vorbeugen anwinkeln müssen. Ich bin noch in der Schweißausbruchphase in aufrechter Position, aber irgendwann werde auch ich mich mit meinem Oberkörper auf die Beine klappen können.

Voll yogisiert bist du auch, wenn du wie ich beginnst, im Kinderzimmer während des Spielens heimlich Asanas zu praktizieren. Man kann nämlich auch in der »Taube« liegen und der Barbie das Ballkleid anziehen … und der Lotossitz fällt den kleinen Lümmeln nicht mal auf, weil ja eh alle auf dem Boden sitzen. So, und spätestens mit dem Kopfstand bist du der Superheld, der jede Spieleparty sprengt und zum großen Turnen im Kinderzimmer einlädt.

Die richtigen Super-Yogis verrenken sich tatsächlich jeden Tag. Mit dem Sonnenaufgang rollen sie die Matte aus, und ab in die Totenstellung, kurzer Bodycheck, dreimal tief einatmen und auf in den Sonnengruß, vielleicht zwei Atemübungen vorausgeschickt. Ich bin seit jeher ein ausgebuffter Abendsportler. Ich kann mich auch schon ab spätem Vormittag oder mittags aktivieren, aber definitiv muss ich ein paar Stunden wach sein, um Spaß und Freude am Sport zu empfinden. Doch als ständig lernender Neu-Yogi und allmählich immer abhängiger werdender Yogajunkie zwingt mich ein neu entstandener Impuls dazu, meine Yogamatte neuerdings mit auf berufliche Reisen zu nehmen, gesetzt den Fall, ich nächtige nicht zu Hause. So war ich kürzlich im Rahmen einer Fernsehshow in Südtirol auf etwa 2000 Metern Höhe. Obwohl es mir morgens schwerfiel, habe ich mir den Wecker 45 Minuten früher gestellt und bin direkt vom Bett auf die Matte gekrochen. Nach ein paar Atemübungen war zumindest mein Geist schon mal fit. Dann ging es an die morgens arg eingerosteten und unflexiblen Glieder. Der Sonnengruß bewirkt, ob du es willst oder nicht, in der Tat eine erstaunliche sukzessive Beweglichkeit. Wie bei einer alten Dampflok mag die erste Runde noch steif und beinah bewegungslos über die Bühne gehen, läuft der Motor im zweiten Durchlauf allmählich heiß und beim dritten werden die Abläufe dann schon fließend. Das ist nicht nur bei mir so, du wirst es auch bei dir beobachten können. Natürlich immer unter der Prämisse: jeder nach seinen Möglichkeiten!

Allerdings ist der Sauerstoff auf 2000 Metern Höhe doch schon etwas dünner, weshalb ich schnell außer Atem kam. Hey, hier soll jetzt aber kein falscher Eindruck entstehen – ich lasse sie auch gut und gerne manchmal in der Reisetasche, ergötze mich am reichhaltigen Frühstücksbuffet und verschiebe meine Yoga-Einheit auf den Abend oder auf den nächsten Tag. Es soll ja schließlich noch Spaß machen.

Yoga & Laufen – Zwei wie Pech und Schwefel

Diese beiden sind völlig unterschiedlich, und doch ergänzen sie sich rigoros: Yoga und Laufen, innere Einkehr und Auspowern an der frischen Luft. Ich brauche beides in meinem Leben. Und sowohl das eine als auch das andere lässt mich meditativ zur Ruhe kommen, die ja nicht nur schweigend im Sitzen zu erlangen ist, sondern auch im Lauf, wenn Atem- und Bewegungsrhythmus synchron sind und wir regelrecht getragen werden, ohne dabei irgendeine Anstrengung zu empfinden.

Mit Yoga lässt sich nach einer Runde im Park die strapazierte Laufmuskulatur ausführlich dehnen, wodurch ratzfatz ein 1a-Regenerationsprozess einsetzt. Und der zeigt auch prompt

Wirkung. Gehe ich abends joggen, kann ich am nächsten Morgen unbeschwert Yoga praktizieren. Keine schweren Beine, kein Muskelkater.

Die krude Verbindung hat zudem noch weitere Vorteile: Meine durch das Laufen trainierte Ausdauer und mein dadurch ebenfalls gestärktes Herz-Kreislauf-System sind natürlich eine Topbasis, um in Yogapositionen länger zu überleben und um überhaupt längere, auch fordernde Programme gut umzusetzen. Und wie ich aus dem Joggen diesen Nutzen ziehe, ermöglicht mir das Pranayama ein Mehr an Luft für die Laufstrecke. Ist alles ein Geben und Nehmen.

Doch die yogischen Atemübungen haben noch weitere großartige Qualitäten. Die Selbstheilungskräfte werden gestärkt, die durchs Rennen im Körper entstandene Milchsäure schnell abgebaut, und richtig gut schlafen dürfen wir auch. Temporeicher lässt es sich nicht erholen. Das weiß auch die Fußballnationalelf.

Im Yoga lernen wir eine aufrechte Haltung einzunehmen, die uns auch zu einem effizienteren Laufstil verhelfen kann. Der verändert sich sowieso unweigerlich, da sich der gesamte Körper gelenkiger und flexibler anfühlt, als seien wir plötzlich in der Lage wie Parcoursspringer von einer drei Meter hohen Mauer auf den Rasen zu hüpfen. Der Gang wird weicher, unser Schritt kräftiger und bewusster, gleich einer Gazelle, die leichtfüßig vor sich hin trabt.

Tschakka-Chakren

Real Slim-Yogis sind irgendwie schräg drauf. Wüssten wir nicht, dass die sich ihre Philosophie und Erkenntnis zurechtgeturnt und zusammenmeditiert haben, könnte man glatt meinen, sie hätten sich aus ihrer eingerollten Matte eine XXL-Tüte gebastelt. Aber nein, natürlich nicht.

Selbst nicht bei dem außergewöhnlichen Thema Chakren. Auf einer »Sciencefiction meets Holodeck vs. Tron«-Ebene existiert für die Yogis neben dem bestehenden Menschenkörper noch eine von feinstofflichen Energiebahnen (Nadis) durchzogene Körperkopie, in der die Lebenskraft, »Prana« (entstehend aus Nahrung und Atem), fließt, und über die Nadis zu den unterschiedlichen Organen transportiert wird.

Wie viele Energiehighways existieren, ist schwierig zu beziffern, da sich hierzu in den alten indischen Schriften unterschiedliche Angaben finden. Von 72 000 bis 350 000 Energiebahnen ist die Rede. Um Yoga noch ein Stück besser zu verstehen, sind für uns in erster Linie die drei Hauptleitbahnen wichtig: Sushumna (Zentralkanal im Rückenmark), Ida (links neben der Sushumna verlaufend) und Pingala (rechts neben der Sushumna verlaufend).

Die unangefochtene Queen unter den Nadis ist besagte Sushumna, vom untersten Wirbel bis zum Scheitel entlang der Körperachse verlaufend. Wer dem Yoga nicht frönt, hat nichts mit diesem Kanal am Hut und ist somit auch nicht aktiv. Da läuft gar nichts. Yoga wirkt hier wie so eine Art Reiniger für verstopfte Bahnen, indem viele Übungen darauf abzielen, die Prana-Pipeline frei zu blasen, um die Lebensenergie ungestört sprudeln und fließen zu lassen. Denn nur wo diese frei strömt, sind wir körperlich und geistig fit und somit in der Lage, sensibler wahrzunehmen und ein klareres Bewusstsein zu erlangen.

Läuft die Haupttrasse erst einmal einwand- und störungsfrei, können auch die Energiezentren, die Chakren, ihre Arbeit aufnehmen. Sie funktionieren einerseits als Energiekreisel, die unseren physischen Körper lebendig erhalten und andererseits als Verkehrsknotenpunkte der Nadis.

Es gibt sieben Hauptchakren, die sich wie Autobahnraststätten in regelmäßigen Abständen entlang der Nord-Süd-Sushumna verteilen: Kronen-Chakra (Scheitel), Stirn-Chakra, Hals-Chakra, Herz-Chakra, Solarplexus-Chakra (Bauchraum), Sakral-Chakra (Beckenbereich), Wurzel-Chakra (Steißbein bis Füße).

Man kann es so formulieren: Ein Chakra sollte immer ausgeglichen und nicht unter- oder übersteuert sein.

Aha! Rein praktisch: Du erkennst ein anständig austariertes Chakra daran, dass du dich fit, selbstsicher, zufrieden, eben einfach wohlfühlst.

Sichtbar kann man die kleinen Kraftpunkte leider nicht machen, und wissenschaftlich belegt sind sie auch nicht. Im Internet muss man ebenfalls lange suchen, um das Thema seriös aufbereitet zu finden. Unter dem Stichwort »Chakren« werden zunächst eher bizarr anmutende Seiten ausgespuckt, bei denen ein möglicher Hinweis auf die dringend notwendige Anwendung von »Einhorn-Essenzen« fast schon naheliegend wirkt. Insgesamt ist es daher nicht sehr verwunderlich, dass einige eher auf körperliche Fitness ausgerichtete Yogis direkt die Ohren hochklappen, wird das Thema Chakren angeschnitten.

Mag man sie vielleicht nicht beweisen können, gibt es dennoch Menschen, die die Schwingungen der Chakren wahrnehmen bzw. auch von außen reinigen und wieder in Gang setzen können. Und so einer Person begegnete ich …

Meine Chakrenreinigung

»Irgendwas passt mit deiner Stimme nicht«, unterbricht mich Birgit, als ich gerade erst begonnen habe, meine derzeitige Arbeitssituation zu schildern. »Die klingt gepresst. Wie zusammengedrückt.«

Gut, das habe ich so bislang noch nicht gehört, aber jetzt, wo sie es sagt, bemerke ich es auch. »Ja, stimmt, mein Brustkorb fühlt sich ein bisschen schwer an, als lägen Steinplatten drauf«, bestätige ich ihren Eindruck.

Eigentlich fühlt sich mein ganzer Körper wie von Obelix übelst überrollt und von seinen Hinkelsteinen zermalmt an, so müde Knochen habe ich hierher nach Berlin geschleppt. Nur um bei dieser kostspieligen Verabredung sofort mit der »Och-ich-armes-Würstchen-das-ist-immer-alles-so-viel-als-Vater-Mann-Partner-Leier« zu starten – nee!

Birgit nickt verständnisvoll. »In Resonanz mit dir spüre ich auch eine Verspannung, einen Knotenpunkt im oberen Rücken. Kennst du das aufgeblasene Kind? Das ist ein Phänomen von Kindern, die versuchen größer zu wirken, sich aufzublasen, weil sie das Gefühl haben, Verantwortung übernehmen zu müssen.

Das passt zu dir und deiner Vita. Da oben …«, sie zeigt noch mal auf meinen Brustkorb, »da solltest du was tun. Ich kenne da jemanden in Hamburg …«

Dass wir innerhalb von zehn Minuten bei meinem leicht vorstehenden, kastenförmigen Brustkorb landen und nicht bei meiner beruflichen Perspektive, hätte ich jetzt auch nicht vermutet. Es ist »aufgeblasener« Fußball-WM-Sommer, Deutschland spielt am frühen Abend gegen Frankreich, und ich sitze in Charlottenburg, im Arbeitszimmer meiner Trainerin auf einem bequemen Sessel. Vor mir ein Whiteboard, auf dem steht: »Wer ist heute hier?« Darunter meine Antwort: »Christian, der Geschäftsführer, Christian, der Autor, Christian, der Mensch«. Orientierungstag bei Herrn Busemann, herkömmlich Business-Coaching genannt. Und erneut bin ich bei Birgit, für mich die kompetenteste und effektivste Trainerin, die mir bislang begegnet ist. Sie kennt meine Branche, da sie selbst dort intensiv und erfolgreich gearbeitet hat, weiß je nach Persönlichkeit den Coachingweg so individuell zu gestalten, dass nichts überflüssig erscheint, und geht dauerhaft in Resonanz mit ihrem Klienten, wie du gerade gelesen hast. Genau deshalb spürt sie eben auch körperliches Unwohlsein, Verspannungen und Druckpunkte, obwohl sie zwei Meter entfernt von mir auf ihrem Sessel sitzt.

Am Ende dieses 4. Juli ändert sich mein beruflicher Weg. So der bei Birgit beschlossene Plan. Ich entscheide mich nach Jahren der Festanstellung für die Selbstständigkeit als Autor. Und ich entscheide mich dafür, »da oben« was zu machen. Mit einem Termin bei einer, laut Birgit, »Heilerin«. Au ja! Endlich treffe ich mal eine echte Engelsflüsterin – oder doch eher die durchtriebene Kartenlegerin, Hand- und Kaffeesatzleserin? Nein, sicherlich ein schwingendes Medium in Form eines besonderen Menschenkindes, das mir einen Tropfen Nasenbär-Elfen-Essenz in meinen Limonengrastee aus dem Biosphärenreservat schummelt und mich anschließend zu einem gemeinsamen freien Gefühlstanz zu ursprünglichen Klängen nordamerikanischer Schamanentrommeln einlädt – ohne Kleidung, ohne Tabus? Cool! Doch weder noch. Die Frau ist Yogalehrerin und reinigt in ihrer Freizeit Chakren wie andere Pools, Toiletten oder staubige Heizkörper.

Zurück in Hamburg nehme ich Kontakt zu Beate auf. Sie schickt mir zur Info ihren aktuellen Flyer mit der Überschrift »Energetische Heilung«. Und weiter heißt es dort: »Ich arbeite mit der Kraft meiner Hände und meiner Feinfühligkeit. Mit dem Auflegen bringe ich Ihre Energie wieder ins Fließen und kann darüber hinaus Ihren aktuellen Zustand fühlen ... lernen Sie, sich von negativen Glaubenssätzen loszusagen und eine positive Lebenseinstellung zu gewinnen.«

Das ist meins! Obwohl der Preis echt happig ist: 120 Euro für 90 Minuten. So teuer ist nicht einmal die Ganzkörpermassage im Arosa-Spa-Hotel in Travemünde. Das tut weh, aber wie sagte schon Beuys: »Gib Geld weiter. Mach es jetzt. Das Geld wird folgen.« Na, wehe wenn nicht.

Ich treffe leicht gestresst von einer Telefonkonferenz bei Beate ein, denn meine energetische Heilung findet leider bei ihr zu Hause statt, was mich etwas nervös macht. Beate hat die 50 passiert, sieht yogisch frisch aus, ist klein, zierlich, kurzhaarig und trägt einen leuchtend weißen Wellness-Yogadress, bestehend aus Trainingshose und Longsleeve. Sie wirkt zerbrechlich, ihr Händedruck widerlegt jedoch den ersten Eindruck, denn der ist saftig stramm. Ihre vom Flur aus leicht überschaubare Dreizimmerwohnung ist prima vista hell, sauber und wirkt sehr wohnlich. Warmes Licht, hübsche Bilder, kein ungewöhnlicher Einrichtungsstil. Nach kurzer Plauderei bittet sie mich in ihr winziges Wohnzimmer, wo eine Art Massagebahre aufgestellt ist, mit Decken und Kissen drauf. Im Hintergrund plätschert sphärische Musik – ganz nett sogar. »Hier legst du dich bitte angezogen auf den Rücken und machst es dir bequem. Jetzt heißt es nämlich erst einmal runterkommen.« Kurz schießt mir ob der Intimität, mich bei einer fremden reifen Frau ins mobile Bett zu kuscheln, die kranke Frage in den Kopf, ob ich eigentlich schon mal von einer Frau zum Sex genötigt wurde, finde aber keine Antwort. Ich gehe mal davon aus ... äh, nein!

Ich folge Beates Anweisung und liege also bereits 120 Sekunden nach Eintreffen auf einem Feldbett in einer Dreizimmerwohnung in Hamburg-Lokstedt. Allein mit einer Frau, die ich nicht kenne, die aber gleich ihre Hände auf meinen Körper legen wird.

Was zum Henker tust du da eigentlich, Christian Busemann?

»Ich lasse dich jetzt erst einmal ein paar Minuten alleine. Wenn ich wieder reinkomme, werde ich gleich beginnen und einfach ein paar Stellen berühren, wie zum Beispiel deine Fußgelenke und deinen Kopf. Teilweise werde ich auch nur meine Hand über deine Energiepunkte halten. Bitte nicht erschrecken, meine Hände sind sehr warm. Bestimmt kommen Gedanken in dir auf. So soll es auch sein. Lass sie zu – alles ist erlaubt. Nach der Behandlung sprechen wir über meine Wahrnehmung. Hast du noch Fragen?«

»Ja! Willst du nicht wissen, wieso Birgit mich zu dir geschickt hat?«

»Nein«, entgegnet Beate, »das ist für meine Arbeit relativ unerheblich. Wir können danach sprechen. Also, entspann dich gerne. Ist auch völlig okay, wenn du einschläfst.« Und damit verschwindet sie.
Einschlafen? Bei mir ist gerade alles andere angesagt. Ich bin nervös. Was wird das gleich für ein Gefummel, welche Gedanken und verdrängten Erlebnisse steigen wohl in mir auf, und was passiert eigentlich, wenn sie mein zweites Chakra, mein Steißzentrum, so richtig schön gereinigt, durchgepustet und poliert hat? Ist ja dann alles wieder im Fluss.

Oh, Gott! »Alles ist erlaubt!« Angst! Was, wenn diese Frau eine Psychopathin ist? Ich liege hier zwar angezogen (noch!), aber natürlich völlig schutzlos. Regelrecht naiv vertrauend. Vielleicht zieht sie sich gerade in ihrer Küche komplett nackt aus, betrachtet sich entzückt im Spiegel und schmiert sich mit einer lactosefreien Milchcreme ein. Nicht nur so, sondern weil sie einfach pervers ist!? Und dann stürmt sie plötzlich ins Zimmer, lässt die Handschellen an der Bahre einrasten und labt sich an »jungem« Fleisch (na ja!), gefesselt in Lokstedt. Sie reibt sich daran, glitscht, und macht pausenlos Instagram-Fotos mit dem Kodak 1969-American-Filter. Und dann steht plötzlich ihr Mitbewohner im Türrahmen: ein Medizinmann aus Sumatra …

Okay, die ersten kranken Gedanken steigen bereits in mir auf, obwohl hier noch keine lebendige Wärmelampe über meinen Körper fährt. Wie rast mein Herz!?

Ich zähle die Minuten und Sekunden, bis Beate endlich wieder zurückkehrt. Sie steht vor der Tür. Das höre ich. Ein letztes Mal Milchcreme verreiben? Vielleicht schnallt sie sich noch eine rote Lack-Mundkugel mit einem Riemen um und zieht sich einen Ledersack über den Kopf mit einem Sehschlitz fürs dritte Auge!? Aufhören, Kopf, sie hat doch noch nicht einmal angefangen!

Als sie reinkommt, erhasche ich mit einem schnellen gekonnten Blinzler unauffällig, ob sie noch bekleidet ist oder mich gleich gierig ein welker Fleischmantel umschlingen wird, der sich jedes einzelne Chakra genüsslich vorknöpft und auslutscht. Doch die vereinigten Chakren stehen mir offensichtlich bei – sie ist noch vollkommen angezogen! Und damit enden bereits meine negativen, ängstlichen Gedanken, bevor sie eigentlich aufsteigen sollen.

Sie beginnt direkt mit den Füßen. Ja, ihre Hände sind warm, um nicht zu sagen heiß. Wieder blinzele ich kurz, um zu prüfen, ob ihre Hände nicht vielleicht in Hitzehandschuhen stecken. Tun sie nicht. Sieht alles ganz normal aus dahinten am Fuß. Und irgendwie sind ihre warmen Hände am Fußgelenk gerade auch ganz schön. Sehr schön sogar. Es dauert, was sie da macht, und das ist bewegungstechnisch nicht viel, aber viel Wärme. Wie der Mäuserich Frederick, der Sonnenstrahlen sammelt und schließlich abgibt, um seine Freunde im Winter zu wärmen, leitet sie eine wahnwitzige Hitze ab, die durch meinen gesamten Körper fließt. Plötzlich ist mir überall ganz heiß. In meinem Kopf passiert hingegen gar nichts. Ich achte zu sehr darauf, was Beate tut. Allmählich werde ich jedoch ganz dösig von der lümmeligen Atmosphäre. Mein Körper lockert sich, und treu wie er ist, folgt ihm mein Geist. Keiner wacht mehr, denn gemeinsam schlummern wir einfach weg. Bis Beate zum finalen Meisterstück ausholt: Sie öffnet ihre Hand, als würde sie ein Thermostat an einer Heizung umfassen, stellt sie auf meinem Brustkorb ab und dreht sie im Uhrzeigersinn – oder gegen ihn? Mit einem Mal ist

Schluss mit Relaxing! Es fühlt sich an, als rühre sie mit ihrer Hand in meinem Thorax herum, wie mit einer Kelle in einem Topf Erbsensuppe. Das ist schrecklich unangenehm und wird von erheblichen Übelkeitsattacken begleitet, die zusätzlich einen Schwindel auslösen. Als sie nach einigen Minuten ablässt, muss ich mich umgehend aufrichten.

»Na, da ist jetzt aber was passiert, oder!?«, stellt sie grinsend fest.

»Davon wird mir schlecht«, antworte ich.

»Ja, es ist auch eine Menge blockiert und angestaut gewesen, aber das ist jetzt alles schön aufgelöst, und die Energie fließt wieder. Du wirst es in den nächsten Tagen spüren. Du fühlst dich wacher und vitaler!«

Okay, damit sind dann wohl alle Chakren wieder clean, die Energiezentren können ihre Arbeit aufnehmen, sonst nix gewesen. Kein Ziehen, Brennen, Jucken, Stechen, keine nackte Frau, keine Gedanken, keine alten Gefühle, keine alten Konzepte, bis auf die Nummer im, am, um das Herz-Chakra. Nur, warum ich ausgerechnet dort etwas gespürt habe, während der Rest an mir unbemerkt vorüberzog, wie die Rasselbande, wenn sie auf Süßigkeitenraubzug geht!? Ich habe keine Ahnung und bin auch ein bisschen uneins, ob mich das Liegen in Lokstedt überzeugt hat oder nicht.

Vielleicht spürt Beate meine latente Enttäuschung, als sie zur Diagnose ausholt. Ach, ja, ganz vergessen, ihre sensible Wahrnehmung kann ja so einiges aufspüren – Trüffelschweinstyle! »Ich habe bei dir eine große Traurigkeit festgestellt«, sagt sie auf einmal. »Irgendeine Beziehung ist gestorben. Ein Freund oder so – kann das sein?«

Oha, vieles ist gestorben und eingeschlafen in den letzten Jahren: meine Beziehung zum Fitnessstudio zum Beispiel oder mein Verhältnis zum Lesen der einst abonnierten *Zeit,* meine Verbindung zum entspannten Abhängen, Chillen, Fernsehen, zum Feiern mit Freunden und einiges mehr. Aber das ist alles Killefit, denn sie trifft mit ihrer Annahme tatsächlich ins Schwarze. Zwei Tage vorher habe ich nach 13 Jahren engster Partner- und Freundschaft meinen guten alten und treuen Weggefährten Karlo einschläfern lassen. Ein Hund, der mehr Mensch als Tier war und der mich in ganz prägenden Momenten meines Lebens begleitet hat. Dieser Abschiedsschmerz hat sich ganz sicher in meinem Brustkorb verklebt und wird auch trotz Chakrenreinigung bestimmt noch lange nachklingen, mal mit einem Lächeln verbunden, denke ich an gemeinsame Abenteuer und Schoten, mal mit einer Träne, erinnere ich mich an die letzten Sekunden, wie ich den geistig noch so fitten Schäfermix lebendig in den Armen hielt.

Bei dieser Analyse könnte ich es belassen, es wäre aber gelogen – melancholische Gedanken steigen plötzlich in mir auf. Ganz bestimmt ist es mehr, was mein Herz-Energiezentrum verstopft. Da mischt sich nämlich Wehmut mit hinein und Sehnsucht nach der Leichtigkeit meines alten Lebens, als Single, als leichter, lockerer, herrlich verantwortungsloser Kasper, der mit lachenden Augen auf die komplizierte Welt schaut und ihr konsequent die Ernsthaftigkeit entzieht. Nichts ist in Stein gemeißelt, in der »Bleistiftphase« des Lebens ist einfach alles erlaubt. Und wird es mal streng, radiert man es einfach wieder weg.

Mit dem Tod Karlos verabschiedete ich mich wohl endgültig von einer ganzen Lebensphase. Sie wird unbestritten immer ein Teil von mir bleiben, doch den Bleistift habe ich mittlerweile gegen den Kugelschreiber eingetauscht. Weil ich es so wollte. Weil das Leben es für mich erfordert hat. Und auch wenn es ein »Mont Blanc Meisterstück« ist, macht's ab und an mit dem Bleistift immer noch Spaß. Wie heißt es noch: selten, aber schön.

Nachdenklich rutsche ich von der Liege. Ich kann gar nicht viel sagen, Beate hat auch nicht mehr für mich, und so danke ich ihr und bezahle. Ich will wiederkommen, beteure ich. Meine Stimme klingt dabei für mich nicht anders als sonst. Aber vielleicht täuscht das. Beim nächsten Mal lass ich auf jeden Fall die Angst draußen oder lege mich gleich nackt auf die Liege.

Ich weiß, was du in deinem letzten Leben getan hast!

Der Chakrenreinigung schloss sich eine hervorragende Zeit der Unbekümmertheit an. Ich habe agiert, reagiert und war dabei innerlich ruhig. So ein bisschen hatte ich den Gang rausgenommen und mich eher in eine »aktive Passivrolle« zurückgezogen. Kann gut sein, dass es unter anderem auch an dem Einfluss der Lektüre des brillanten Buches *Die Stein-Strategie* von Holm Friebe lag, die das aktive Nichthandeln predigt. Ich war jedenfalls mehr bei mir, erlebte den Alltag bewusster, weniger im Tunnel, war frischer in der Wahrnehmung. Das unverkrampfte Gucken, was so passiert und was so kommt, tat mir gut. Und ohne Druck kommt jede Menge. Vor allem: neue Arbeit. Aufträge. Deadlines. Und da war es mit der Ruhe auch schon wieder vorbei. Der Zustand der Gelassenheit verflüchtigte sich. Und drückt die Arbeit erst mal so richtig, lässt sich mit absoluter Sicherheit prophezeien, knarzt es zumeist auch im Familiengebälk: Baby Rufus erkältet und im Dauerschreimodus, Hanna mit nächtlichen Alpträumen – alles zusammen, da wird das geschmeidig ausdefinierte Körperfell beängstigend dünner und die Supermannlunte kürzer.

Was passiert also? Na logo: Chakren-Bloccupy!

Nun darfst du dich berechtigterweise fragen: Moment mal, der Typ macht doch ständig Yoga, und von Meditation faselt er auch: wieso dann Stau im Energiezentrum?

Sagen wir es so: Yoga findet zwar ganz und gar im Hier und Jetzt statt, zugleich ist es aber auch ein Guckloch in die Vergangenheit, die sich im Körper festgesetzt hat. Mal das große »Real-Slim-Yogi«-Rad gedreht: Wen es zur Erleuchtung zieht, der kommt nicht drumherum, die Summe seiner Erfahrungen, seiner Gedanken und zahlreichen Handlungen, die allesamt irgendwo verborgen in unserem Körper stecken und ihre Spuren hinterlassen haben, noch mal von Beginn an zu erleben, um sie schlussendlich zu lösen. Natürlich mit Yoga.

Mit konkreten Übungen können wir gezielt in alte Beziehungen reinfühlen, alte Gedankenschemata in uns aufbrechen oder frühere Begegnungen wieder aufsteigen lassen. In einer Yogastunde hat mal eine Frau neben mir während einer hüftöffnenden Asana plötzlich angefangen zu weinen. Wie mir die Yogalehrerin danach erklärte, lag es daran, dass die Übung offensichtlich eine alte Erinnerung hervorgeholt hatte. Ausgedrückt wie ein Pickel, war der unterirdische Eiter aus der Wunde geplatzt. Das tut kurz weh, ist auch ekelig, reinigt aber.

Unser Geist ist ein guter Verdränger. Der schiebt weg, packt Matratzen, Decken und Kissen auf eine unglückliche Erfahrung, nur um sie auszublenden, doch unser Körper, der vergisst nicht. All der Emo-Schrott, all das Gesagte und Gehörte, die kruden, beschissenen und brillanten Ideen, die bösen und guten Gedanken über die oder den, die Heldentaten, die Kopfschüttler, die Lästereien, die Lügen haben sich trendgemäß vollends diversifiziert und sich in unserem Alabasterkörper verkrochen. Abgelagert in allen möglichen Organen, von der Haut bis zum Darm oder eben in den Hüften. Und unberechenbar wie das Leben erzählt und erzählt wird, kommen mal die guten, mal die beknackten Erinnerungen beim Yoga hoch. Es kann folglich prickeln oder ordentlich schmerzen, zwicken, Druck entstehen lassen oder für Kurzatmigkeit und Herzrasen sorgen. Vergangenes – und damit sind yogisch betrachtet auch die Erlebnisse aus den Vorleben eingeschlossen – kann viele unterschiedliche Formen annehmen und tut es auch. Über die Praxis steigen wir in den Dialog mit unserer Lebenszeit vor Yoga ein, um anschließend final mit uns im Reinen zu sein. Das ist der Deal.

Die Chakra-Pannendienstdiagnose

Probleme bei bestimmten Asanas sowie zahlreiche körperliche Symptome zeigen uns, dass in einigen Beziehungen Energie gebunden wird, die unsere Kraft begrenzt. Ein zielgerichtetes Arbeiten kann hier Wunder bewirken, die Blockaden lösen und erneut Energie freisetzen.

- Gibst du in den Stehpositionen den Wackeldackel und kämpfst dir beim Halten des Gleichgewichts einen ab, dann könnten die möglichen Ursachen dafür dein angespanntes Verhältnis zu Karriere, Geld oder den eigenen Eltern sein.

- Bei regelmäßigen Halsschmerzen solltest du deine Meinung über dich selbst überprüfen. Oftmals deutet dieses Symptom nämlich auf eine persönliche Geringschätzung hin. Mangelndes Selbstwertgefühl und ein dauerndes Anzweifeln der eigenen Begabungen lassen uns einen »dicken Hals« bekommen.

- Wer unliebsamen Gefühlen mit Vorliebe ausweicht, der atmet möglicherweise (chronisch?) limitiert, hält Luft zurück und sorgt dadurch für Zwerchfellverspannungen.

- Nacken steif, Schultern extrem massagebedürftig, da hart und verknubbelt – hier scheinen sich Wut und Ärger angesammelt zu haben, die dich »verhärten«.

- Zwickt's dir mal unangenehm in der Hüfte, zeigt sie sich mitunter unbeweglich und tritt noch dazu ein Drücken im unteren Bauchbereich ein, dürfte für dich noch so einiges offen und »unverdaut« im Umgang mit früheren Partnern sein.

- Schwere, verspannte oder kraftlose Beine lassen auf eine Phase fehlender Verwurzelung schließen. Ausgewogenheit und Beständigkeit existieren nicht mehr und müssen reaktiviert werden.

»Wo ist die geile Yogabitch?!« und weitere Klischees

Klischee 1: Die Yogabitch

Definition: der abenteuerlich gelenkige und bildschöne Superschuss auf der Matte schräg vor einem.

Da verharrt sie im Vierfüßlerstand und weiß ihr perfekt proportioniertes Gesäß beeindruckend in Szene zu setzen. Bekommen wir selbstverständlich nicht mit, wir sind ja ganz bei unserer Atmung und bei uns ... Doch einmal kurz aufgeschaut, ermangelt es dem Anblick an keinerlei Imposanz. Amore mio!

Bräsig, eitel und nach wie vor schwer mit unserem yogischen Ego-Abbau beschäftigt, werten wir natürlich den betörenden Wink ihres Sekundärgeschlechtsmerkmals als ein zweifellos eindeutiges Signal: »Du und ich, wie wäre es mal mit einem Spinat-Grünkohl-Heidelbeer-Smoothie auf meinem Meditationskissen – bei mir zu Hause?«

Ja-haaa, juhuuuu, da mögen wir uns auf einer fantasievollen Extratour im Gedankenkarussell gar nicht erst vorstellen, was alles passieren könnte, wenn sich mal so eine Kanone versehentlich *neben* uns auf die Matte verirren sollte. Und sich beim »liegenden Twist« plötzlich Arme und Beine miteinander verschlingen – für Augenblicke oder schicksalhaft für Lichtjahre bis zur gemeinsamen Erleuchtung. Eine herrliche Vorstellung? Und jetzt drehen wir komplett durch: Sie wird nicht leicht zu haben sein, das ist sicher. Doch als Yogini liebt sie den Menschen, ist garantiert offen, tolerant, gelassen und empfänglich für alles Neue. Kann sie das blockierte Herz-Chakra wieder öffnen? Und wie verstopft ist eigentlich unser Wurzel-Chakra?

Yoga für Väter ist eine Begegnung mit den inneren Abgründen. Ein »Tête à tête« mit innigstem Verlangen und unterdrückten Begierden, die im Windel- und Erziehungswahnalltag nicht aufploppen *dürfen*. Die Yogabitch könnte all diesen dunklen Gefährten von uns ein friedvolles Zuhause schenken – eine Versuchung für Yogadaddys?

Wir können ehrlich miteinander sein: Fürs nicht ernsthafte Spannen ist Yoga genauso gut geeignet wie Spannen am Strand, Spannen im Schwimmbad, Spannen durchs Loch in der Wand im Solarium oder Spannen in der Sauna.

Nur, falls du glaubst, hier sehen sie alle aus wie Tara Stiles, Jessica Biel, Yoga Jordan, Kerstin Linnartz, Eva Padberg oder Ursula Karven – ähm, nein!

Eher habe ich persönlich das Gefühl – die zum Niederknien und Anbeten hammerhübschen Yoga-Eulen sind so rar gesät wie die Modellathleten am FKK-Strand von Sérignan-Plage in Südfrankreich – *rien* (französisch für *nichts*).

Aber das ist Geschmackssache. Die sagenumwobene Yogabitch – und auch wenn dieser drastische Ausdruck impertinent und fürchterlich verächtlich anmutet, ist er eine löbliche Umschreibung für eine äußerst attraktive Yogaschülerin oder -lehrerin – existiert in der Form NICHT! So überhaupt nicht. Dass aber aufgrund der hohen Frauendichte in der Yogabewegung sich auch die eine oder andere Augenweide verbiegt, mag sicherlich zutreffen.

Klischee 1 – GELÖSCHT und om!

Klischee 2: Das Räucherstäbchen meines besten Freundes

Bei geschlossenen Augen sitzen sie in Schneider- und Lotossitzen und beschreiben mit ihren schwingenden, kreisenden Oberkörpern unbeherrscht große, ausladende Achten. Ihre Gesichter sind zusammengekniffen, die sie im nächsten Moment direkt wieder entspannen, um ihnen ein mildes, sanftes Lächeln folgen zu lassen. Zickzackzuckend umarmen sie die Fülle des Lebens. Die Musik spielt Hits mit Sitar, Trommeln und Harmonium, sie singen inbrünstig auf Sanskrit mit, und es riecht nach Lavendel. Oder ist es Zimt-Orange? Ylang Ylang? Oder Erdbeer-Salbei-Fußpilz?

Ich weiß es nicht, und es stimmt auch nicht. Räucherstäbchen und Yoga sind ob der asiatischen Tempeltradition zweifelsfrei gute alte Kumpels der olfaktorischen Abteilung für Raumsprays und Dufterlebnisse an international unbekannten und anerkannten Kulturstätten. Sie sind die Etikette der Zeremonien und Meditationen.

In die Räumlichkeiten der meisten deutschen Yogastudios haben es die Stinkelümmel jedoch nicht geschafft. Gibt ja immer einige Abweichler und sicherlich ein paar mehr, die ihre Räume vor oder nach den Yogaunterrichtsstunden des Tages mit Duftkerzen weihen oder geruchreich reinigen. Und im »Tibet«-Shop zwei Straßen weiter müffelt es vielleicht auch nach Tannen-Rose-Minze, aber in keinem herkömmlichen Yogastudio deines noch zu gewinnenden Vertrauens wirst du in eine Duftwolke gehüllt, die dir schon nach wenigen Sekunden die Sinne benebelt oder für Kopfschmerzen sorgt. Klischee 2 – GELÖSCHT und om!

Klischee 3: Langeweile pur

Jahrzehntelang rackern wir uns mit größter Freude in temporeichen Mannschaftssportarten ab, spielen um Sieg und Niederlage und lernen neben Teamfähigkeit und Solidarität auch von der Pieke auf das Einmaleins der Konkurrenz und des Wettbewerbs. Beim Fußball oder Handball mit Freunden powern wir uns rigoros aus, und im Gym, beim Eisenstemmen, sorgen wir dafür, dass wir nicht nur im Anzug, sondern auch in der Badehose etwas darstellen.

Was zum Henker treiben wir dann hier, wenn dieses lustige »Arme-Beine-Heben« und »Schulterblätter-Aneinanderdrücken« mit unserem ursprünglichen Lieblingssport so viel zu tun hat, wie Conchita Wurst mit Megadeath? Laaaaangweilig!

Viele, die zuvor Remmidemmisport mit Schmutzigmachen, Anrempeln, Hulk-Hogan-Kraft, Anschreien und Sportsfreund-Getue plus Mannschaftssitzung erlebt haben, fühlen sich auf der dünnen Matte, die eine komplett andere Welt bedeutet, erst einmal einsam und radikal verloren. In sich gekehrt und ohne Plausch mit dem Nachbarn stumpf den Blick auf den eigenen Bewegungsablauf gerichtet, mag Yoga plötzlich anmuten wie ein

Umzug aus der Mehrbettzelle in die Iso-Haft. Doch, keine Frage, das wirkt nur langweilig – ist es aber nicht.

Entscheidend ist die Wahl deines Yogalehrers und deines Stils, und du wirst sehen, wie anstrengend und fordernd Yoga sein kann, sofern du das willst. Auf die Asanas konzentrieren, geistig nicht abschweifen – das klingt vermeintlich leicht, hat es aber gewaltig in sich.

Langweilig ist hier gar nichts.

Klischee 3 – GELÖSCHT und om!

Klischee 4: Alles nur Körnerfresser und Veganer

Du glaubst es nicht, ich kenne eine junge, zierliche, hübsche Yogalehrerin, die bereits diverse Yoga-DVDs und -bücher veröffentlicht hat, und – Achtung! – Fleisch isst! Fanfaren bitte! Jawohl! Und nicht nur, weil sie es tut, wie zigtausend andere auch, muss wohl ein weiteres Klischee dringend gekillt werden: Alle Yogafreaks sind reine Gemüsefresser. Quatsch mit Hackfleischsoße!

Wer aber über einen längeren Zeitraum Yoga praktiziert, der beginnt meiner Erfahrung nach mit wachsender Achtsamkeit von ganz alleine damit, seinen Lebenswandel zu überprüfen und sich auch einen gesünderen Ernährungsstil anzueignen. Ob dazu dann eben ausschließlich vegetarische oder vegane Kost gehört, sei jetzt dahingestellt, doch der Yogi-Fresskorb sieht in der Regel ausgewogener und qualitativ hochwertiger aus. Obendrein fühlt sich das »neue« Yogifutter verdammt gut an, und es schmeckt auch gut.

Fazit: Nur, weil du Yoga praktizierst, musst du noch lange kein Pflanzengourmet sein oder Körner auflesen. Es besteht allerdings durchaus die Gefahr, dass du beginnst, dir mehr Gedanken über deine Ernährung zu machen und im Zweifel gesünder zu essen als früher.

KLISCHEE 4 – GELÖSCHT und Om!

Ach, die machen auch alle Yoga!?

Dass Colin Farrell oder Oliver Bierhoff und die gesamte Fußballnationalelf Yoga praktizieren ist im Grund genommen völlig egal. Im Grunde genommen. Doch SO ist es eben nicht! Denn diese beinharten Typen sind unbestritten echte, anerkannte Checker, prominent, erfolgreich, angesagt – und sie betreiben voller Inbrunst unseren extrem liebgewonnenen »Mädchensport«. Damit sind sie nicht nur populäre Männeryoga-Vorreiter, sondern auch emanzipatorische Kämpfer für bessere Mattenverständigung zwischen den Geschlechtern. Sie sind unsere Pflichtverteidiger im Sinne der Widerlegung jeglicher Klischeevorstellungen.

Solch augenscheinlich vor Testosteron blubbernde, extrem männliche Ikonen des gelebten Yoga sind es, die selbst der ollen Kaltmamsell mit Hugo in der Hand die Zunge beim Sprechen föhnen, hört sie »Männer und Yoga«.

Doch trotz ständig steigender Herrenyogazahlen begegnen mir in meinem Kosmos aus Schwarz und Weiß, Erbsen- und Linsensuppe, Minder- und Mehrheit immer noch gesellschaftlich durchaus anerkannte Staubfänger-Mäkeleien, wie zum Beispiel: »Ich finde Yoga ist irgendwie unmännlich – das ist doch was für Mädchen!« Oder: »Bei Männern, die Yoga machen, stimmt einfach was nicht.« Und: »Ich will einen Kerl, keinen lauen Gymnastikspast in engem Höschen!«

Ach so.

Nach freimütigem Yoga-Outing sind wir harten Bandagen ausgesetzt – machen wir uns nichts vor. Nicht alle »Weibers«, um es frei nach Heinz Strunk zu sagen, fahren auf angeschwitzte Gummirollware, wackelnde Krähen und verstopfe Schoßchakren fremder Männer ab. Sie sehen an ihrer Seite vielmehr kernig stramme Crossfit-Kameraden, tiefgebräunte und wohldefinierte Wellenreit-Hallodris oder peripher geshapete Golfwandervögel. Dass sich grundsätzlich alle Bewegungsarten miteinander vertragen, gar gegenseitig befeuern, muss ich nicht erwähnen, aber wenn jeder so progressiv dächte, wäre die *Bild*-Zeitung auch nicht das erfolgreichste Blatt im Lande.

Uns ist es natürlich komplett egal, was Dritte von maskulinem Yoga halten, ob sie es als sexy oder verweichlicht bewerten – völlig wumpe! Erst recht für uns Yogiheimer, die sich zumindest in der Theorie von derartigen Gefühlen freigemacht haben. Wissen wir. Es macht ab und an trotzdem Spaß, unser Trivialwissensspektrum um die eine oder andere herrliche Banalität, die sich abends beim Fläschchen Matebier spielend leicht in einem Gespräch unter Mattenbrüdern und -schwestern aus dem nicht einmal halb erleuchteten Geist schütteln lässt, zu erweitern.

> Merke: »Alle Lampen an« heißt auch im Yoga nicht gleich Erleuchtung!

Nutzen wir also Quatsch-und-Klatsch-Infos als weltlichen Fußabdruck des kosmopolitischen Gegenwartsyogis. Verbrüdern wir uns im Geiste. Wissen uns nicht allein und einsam in unserem dünnen Yogaleibchen im Tornado der reaktionär gerümpften Nasen und gelupften Augenbrauen ausgesetzt, und erfahren Trost beim bloßen Gedanken an die ach so berühmten Mityogis, deren Namen wir raushauen, laufen wir Gefahr als Sonderlinge abgestempelt zu werden. Wen haben wir denn da?

Wie bereits erwähnt: die gesamte Fußballnationalelf. Dr. Patrick Broome ist 2005 von Oliver Bierhoff zum Nationalteam gelotst worden, um der bis dato knüppelzähen Schlachttruppe Yogastunden zu schenken. Denn Stabilität, Flexibilität, Konzentration und Entspannung durch Yoga verringern erheblich das Verletzungsrisiko und leisten zeitgleich dankbare Unterstützung bei der Regeneration. Natürlich gibt es Spieler, die mehr Bock auf Yoga haben, und welche, die es lediglich im Rahmen des Nationalmannschaftstrainings praktizieren. Zu Ersteren gehören Mario Götze, Philipp Lahm – gut, der ist ja nun aus der Elf zurückgetreten –, und Bastian Schweinsteiger. Natürlich der Chef himself, unser Bundes-Jogi ist auch Freizeit-Yogi, der Bierhoff, logo, Marco Reus auch. Fußballerische Yogafans sind zudem Mike Frantz und Maximilian Beister. David Beckham gehört zu unserem erlauchten Kreis, auch Hollywoodstar und für immer »Legolas«, Orlando Bloom, ist mit von der Partie – muss er aber auch bei dem Namen –, und Russell Brand initiierte gar eine Demo im Yogastudio, weil seine Lieblingsyogalehrerin ihren Vertrag nicht kündigen durfte. Der Tenor-Superstar Jonas Kaufmann rührt morgens seine Stimme nicht an, ohne zuvor die »Fünf Tibeter« abzufrühstücken, was an sich nur noch von dem gefühlten Welt-Yogi Sting getoppt wird, der seitdem ich denken kann, mehr Yoga praktiziert als singt. Was für ein Typ.

Neben den Fußball-, Schauspiel- und Gesangesgrößen von

Rang ist auch ein körperlich großer, nämlich Deutschlands Basketballexport Nummer 1, Dirk Nowitzki, Vollblut-Yoganer, genauso wie die Einlochprofis vom Rasenstück: die Golfer Martin Kaymer und Tiger Woods. Letzterer nutzt Yoga übrigens nicht nur für 18-Loch-Plätze. Huch, sorry, das Ding war jetzt einfach unverkneifbar!

Auch die Schauspieler Richard Gere und Will Smith sind Yogis, wie auch Regisseur Guy Ritchie oder Schlagerstar Costa Cordalis.

Auch Apple-Gründer Steve Jobs war Yogi und außerdem höchst spirituell unterwegs. Sein Lieblingsthema: Selbstverwirklichung. Auf seiner Beerdigung erhielten alle Trauergäste das Buch *Autobiografie eines Yogi* von Paramahansa Yogananda, ein dicker Schinken, der Jobs seit seiner Teenagerzeit stark prägte und durchs Leben begleitete. Dort fand er auf seinem spirituellen Weg immer wieder Inspiration und Erkenntnis.

Damit nicht genug, auch Schauspieler Robert Atzhorn, Moderator Frank Plasberg, Kabarettist Jochen Busse und Sänger Roger Cicero sind welche von uns. Unser aller Ralf Bauer (der bereits diverse Yoga-DVDs veröffentlicht hat) zählt zum Team sowie die Footballmannschaften der »Maryland Terps« oder »Seattle Seahawks«, und du ahnst, was das für Kanten sind!? Unvorstellbar, wie solche Brecher sich zum »herabschauenden Hund« oder zur »Kobra« verbiegen.

Und dann wäre da noch Ex-US-Präsident Bill Clinton. Ob und wie oft er Yoga praktiziert, keine Ahnung, aber der Mann hat eine wunderbare Mission: Er versucht, mit der Yoga-Ikone Tara Stiles, einem ehemaligen Model, Yoga landesweit an amerikanischen Schulen einzuführen. Bahnbrechend!

Wie heilsam auf vielen verschiedenen Ebenen eine solche Idee auch in Deutschland wäre. Wollen wir vielleicht damit beginnen? Vater-Kind-Yogakurse an Grundschulen? Ich wäre dabei. Schreib mir! An christian.busemann@gmail.com.

Wir halten fest: Jeder prominente Mann, der auf die Matte steigt und auch dazu steht, tut uns Typen gut! Er unterstützt uns dabei, aus der schummrigen Ecke der verklemmten Minderheit von links und rechts ins Rampenlicht der gleichberechtigten Yogabühne für alle zu gelangen.

Teilen die Jungs ihre Erfahrungen mit der Welt, über soziale Netzwerke, per Gartenspreng-Talk mit dem Nachbarn über die Hecke, dann sind sie womöglich für viele andere Männer inspirierend. Und das brauchen wir.

Durch diese Multiplikatoren werden wir mehr und mehr. Lass die Kerle auch noch Väter werden oder sein, die regelmäßig ihre Asanas abhandeln, um einen Ausgleich zum stressreichen Alltag zu finden, dann wächst unsere Gemeinschaft der Yogaväter immer weiter, bis es irgendwann selbstverständlich ist, dass jede Kranken- und/oder Familienkasse Yogakurse für Väter trägt, vorausgesetzt sie nehmen Elternzeit. Je mehr Kinder, desto mehr Stunden. Und je mehr Stunden, desto mehr Yoga und Meditation. Und je mehr Yoga und Meditation, desto mehr Erleuchtung. Für dich, für mich, für uns alle.

So entstehen Bewegungen. So werden Regime gestürzt, EU-Austritte beschlossen oder Mautdebatten begonnen und beendet.

Verstehst du, warum es so wichtig ist, dass es viele männliche Yogapromis gibt und diese namentlich zu kennen!?

Es ist das verbale Kanonenfutter für leichten Yoga-Smalltalk und penetrantes Missionieren. Als begeisterter Anhänger kann man sich dem nicht entziehen. So wird es dir bald auch gehen. Wie oft rate ich jemandem unaufgefordert dazu, seinem Problemchen doch mal mit einer Yogastunde den Garaus zu machen. Wer schlecht schläft, nicht mehr glüht, negativ und deprimiert ist, unter Rückenschmerzen leidet oder unter Dauerstress steht – mach Yoga, Mann! Mittlerweile ist das schon richtig peinlich, wie meine Augen zu leuchten beginnen, erzählt mir jemand tief betroffen von seinem aktuellen Leid. Man möchte meinen, Leidensbekundungen anderer stimulierten mich. Nein, es ist – wie meine fünfjährige Tochter Hanna zu sagen pflegt – »in echt« einfach nur die Begeisterung und die 1000prozentige, fürchterlich arrogante Gewissheit, dass ich mit meinem Tipp recht haben werde.

WER in Deutschland WARUM Yoga praktiziert

Statistikfreunde aufgepasst! Ende 2014 wurde vom Berufsverband der Yogalehrenden (BDY) eine Studie veröffentlicht, an der großzügige 14 Jahre lang gearbeitet wurde und zu der rund 2000 Yogis etwas beitrugen.
Der Titel: »Yoga in Deutschland«. Die Resultate:
3,3 Prozent der Deutschen praktizieren Yoga, das sind ungefähr 2,6 Millionen Menschen. Danach befragt, wer Yoga einst praktiziert hat und sich nun mit dem Gedanken trägt, wieder anzufangen bzw. wer noch nie yogisch unterwegs war, es sich aber gut vorstellen könnte, würde jeder fünfte

Deutsche »Hier!« schreien. Beachtlich. Ebenfalls beachtlich, dass du und ich NICHT die typischen Yogis sind, denn: Der deutsche Durchschnittsyogi ist Single und zwischen 25 und 49 Jahre alt. Oder er ist mittleren Alters und in einer Beziehung OHNE Kinder. Zudem lebt er vornehmlich in Großstädten. Willkommen in der Nische, mein treuer, lesender Yogivater, du bist eine Minderheit!
Eine kleine Randnotiz zum Urban-Yogi-Phänomen:
Einen Teil dieses Buches habe ich wie mein vorheriges (*Parents To Go – Das Reisebuch für Eltern*) in Roge bei Sierksdorf an der Ostsee in einem umgebauten Schweinestall geschrieben. Die Vermieterin, Gabriela, norddeutsch, trockener Humor, immer aktiv, immer am Wuseln und Besitzerin der besten Buchhandlung in Neustadt in Holstein, sorgt bei jedem meiner Aufenthalte für ein gemeinsames kulinarisches Highlight. Diesmal war es ein Abendessen mit Gabi, ihrem Freund Hans-Dieter und zwei weiteren ihrer Freundinnen. Und während wir bei ihr in der Küche saßen, sprachen und schlemmten, fragte mich Gabi, was ich denn diesmal für ein Buch schreiben würde. Ich antwortete brav, und ihre Augen wurden tellergroß.
»Yoooooga? Das gibt es hier bei uns nicht. Das macht ihr nur da in der Großstadt.«
Ich versicherte ihr, dass es bestimmt auch an der Ostsee diverse Yogalehrer gäbe, -studios und -schulen auf alle Fälle. Aber sie schüttelte nur den Kopf. »Ich kenne niemanden. Und Männer, die Yoga machen, kenne ich schon gar

nicht. Du bist der Erste ... ach, nee, und mein Sohn. Aber der wohnt ja auch in New York. Da macht man das so.«
Zurück in meinem Stall schmiss ich direkt den Rechner an und suchte nach der nächsten Yogaverbindung in meiner Nähe – und siehe da: Gabi hatte tatsächlich recht. Gerade mal sechs Hits für einen Umkreis von zig Kilometern. Unter den Treffern: ein Hotel, eine Surfschule, ein Fitnessstudio und zwei reine Yogastudios. Ach, und als Letztes eine selbst ernannte »Wellnessoase«. Gut, die bietet vielleicht Yoga mit Happy End an. Ansonsten: Yogalehrerdürre!
Auch in meinem Heimatdorf Bad Zwischenahn ist Yoga zwar machbar, aber sonderlich populär? Nö.

Zurück zur Statistik:
Yogis sind vor allem Menschen mit höherer Schulbildung, darunter Beamte und jede Menge Selbstständige und Freiberufler – die Zeitmillionäre, war ja klar!

Welche Erwartungen hegten die Praktizierenden zu Beginn?
63 Prozent versprachen sich eine Verbesserung des körperlichen Befindens, 56 Prozent eine Verbesserung des geistigen Empfindens.
53 Prozent erhofften sich eine Steigerung der körperlichen und 52 Prozent der geistigen Leistungsfähigkeit.
Ausschließlich Männer befragt, gaben 78 Prozent zu

Protokoll, ganz klar den Schwerpunkt auf die Optimierung der Körperpower zu legen!
Die geistige und spirituelle Komponente des Yoga bildete für insgesamt 24 Prozent der Männer und Frauen einen Anreiz.

Ein tolles Ergebnis mit Strahlkraft, wie ich finde, ergab die Antwort auf die Frage danach, ob die Yogis denn auch tatsächlich eine Veränderung wahrgenommen hatten: 100 Prozent der Männer und 90 Prozent der Damen bejahten dies.
Fast 60 Prozent fühlen sich durch Yoga entspannter, jeweils um die 30 Prozent körperlich fitter und insgesamt wohler, elf Prozent haben das Atmen besser drauf, und 31 Prozent der Männer und sieben Prozent insgesamt halten sich für geistig mehr auf Zack.

Yoga im Alltag

Problem erkannt …

Ich habe ein echtes Problem. Es ist völlig banal und beknackt und bei näherer Betrachtung vermutlich gar kein Problem, sondern eine Logikaufgabe, aber eine ernsthafte veritable Lösung ist für mich nicht in Sicht. Folgendes: Wir wohnen in einem kleinen roten Backsteinhaus mit blauer Tür aus den 30er-Jahren. Wirklich schön. Hohe Decken, Dielenboden, hell, mit einem kleinen Garten. Alles gut. Ist nicht unser, hätten wir zwar gerne, aber wie gesagt, ist nicht. Wir zahlen Miete. Und das »hamburghoch«. Die Devise lautet: Das werden wir solange tun, solange die Kohle reicht. Sie tut es nach wie vor. Also fühlen wir uns zumindest und tun so, als sei es unseres.

Diese »Schlumpf-Villa« in den Slums von Blankenese verfügt über diverse kleine Zimmerchen, in denen ja nun bekanntlich in jedem ein Kind hockt.

Dann gibt es neben Wohn- und Esszimmer noch das ebenerdige Arbeitszimmer meiner Frau, das Schlafzimmer unterm Dach und meinen Schreibraum im Souterrain. Alles gut, kein Grund zum Beklagen. Ich tue es gar nicht, und doch. Denn: Nirgendwo in diesem Haus kann ich in Ruhe Yoga praktizieren. Ich wiederhole: nirgendwo. Es gibt keinen Platz! Da reißen wir uns ein Bein aus, um eine unserem Familienumfang würdige Behausung zu finden und landen ausgerechnet in einer Butze, die nicht yogatauglich ist. Also ich meine: Natürlich ist sie yogatauglich, aber nicht so richtig für mich! Wie kann das sein?

Am liebsten praktiziere ich Yoga am Abend. Nach einem langen Tag am Schreibtisch noch mal die Hüfte zu öffnen, aus dem Rumpf heraus sich nach oben zu dehnen, insgesamt wieder Länge zu spüren, überhaupt seinen Körper zu fühlen, sich mit seinem Atem, der am Tag ja nur flach vor sich hin dümpelt, Kontakt aufzunehmen – wunderbar! Aber zu Hause ist dafür ab 20 Uhr kein Platz mehr. Die Kinder schlafen in ihren Zimmern, unten im Bermudadreieck zwischen Wohn-, Ess- und Arbeitszimmer wuselt meine Frau herum, und unterm Dach und im Keller kann ich nicht mal meine Arme in voller Länge nach oben ausstrecken. Also dann ein anderer Slot. Morgens zum Beispiel? Ziemlich blöd, da ich ohnehin schon um 6 Uhr aufstehe, um das Frühstück und die Brotdosen für Schule und Kindergarten zuzubereiten. Davor noch zu »yogaen« würde ja bedeuten, um 5 Uhr aufstehen zu müssen, berechne ich den Morgenkick-Kaffee zum Wachwerden und ein kurzes Aufwärmen, bevor es losgeht, mit ein. Nur, wann soll ich denn dann ins Bett gehen – um 22 Uhr? Dann bekomme ich ja gar nichts mehr mit. Und von meiner Frau habe ich dann auch nichts. Und bleibe ich bei 23 Uhr wie jetzt, dann kann ich pro Nacht nur sechs Stunden schlafen, vorausgesetzt, ich penne diese Zeit dann auch tatsächlich durch. Das ist mir zu wenig, um dauerhaft frisch und fit zu sein.

Problem gebannt ... vielleicht

Keiner da! Ha! Es ist Mittwochvormittag, und alle sind ausgeflogen. Ich habe mir für heute Home Office verschrieben, fahre nicht in mein Büro, sondern schreibe im Keller. Aber nur ein Zyklop, der seinen IQ mit Fieberthermometer misst, glaubt ernsthaft, dass ich nicht mehr im Schilde führe. Die Sonne scheint durch die Fensterluke, gegen Mittag wird sie mich blenden, und dann, ja dann lege ich mich ungestört und in meinem vollen körperlichen Umfang auf die Matte. Ich werkele noch an einem Kurzkonzept für eine nette sympathische Talksendung, maximal 45 Minuten. Vielleicht kann sich ja ein Fernsehsender diesen Topmoderator im One-on-one-Gespräch mit einem Promi gut vorstellen!? Mein Handy vibriert – der Steuerberater. Hat es schon dreimal probiert. Ich muss noch den Jahresabschluss meiner alten Firma unterzeichnen – ach ja, ganz vergessen. »Ja, mache ich. Geht heute raus.« Ich suche erst einen Briefumschlag, dann die Adresse vom Steuerberater und merke, dass der Klebestreifen an diesem Fuck-Billigumschlag nicht mehr klebt. Kaufste billig, kaufste teuer. Was ein Dödelquatsch hier. Zeitfresser. Blödsinnshürden. Also aufstehen, in Kristys Arbeitszimmer und Tesafilm suchen. Bingo! Das Teil ist zugeklebt, ich positioniere es schon mal im Flur. Weiter im Text. Aber denkste! Zwei Mails sind eingetrudelt. Ach ja, Klaus hatte ich ein Konzept für eine Autosendung versprochen, und Judith erwartet ein Feedback zu drei Sendungskonzepten, die sie mir in der vorigen Woche zugeschickt hat, während ich auf Produktion auf Teneriffa war. Ich entscheide mich, diese Arbeiten, da auf den ersten Blick dringend, vorzuziehen. Keine Ahnung, ob sie es wirklich sind. Egal.

Muss ja gemacht werden. Und dafür werde ich schließlich auch bezahlt. Oh, eine neue Nachricht über »ebay«-Kleinanzeigen: Ja, das Kinderfahrrad für 55 Euro mit den 20-Zoll-Reifen ist noch da. Ich solle doch bitte anrufen, wenn ich es haben will! Hey, das wird Romy aber freuen. Endlich Schluss mit Lillifee. Nachdem wir schon »Hello Kitty« zu Grabe getragen und Benjamin Blümchen mit seinem eigenen Rüssel das Maul gestopft haben, tritt nun also die zweite große Mädchenheldin ab, ein Segen! Aber ich will mich noch nicht zu früh freuen: Conni schien auch schon leblos im Graben zu liegen, als plötzlich ihre bleiche Hand mit der CD »Conni in der großen Stadt« aus dem Boden ragte – wie ein Zombie kehrte sie zurück ins Kinderzimmer und blieb …

Ich greife zum Hörer und rufe jetzt erst mal bei dem Fahrraddealer an, alles andere muss warten. Schritte über mir! Der Boden knarzt, Rufus schreit. Kristy ist zurück! Es ist 12.45 Uhr. Hiermit ist Ihr Yogastudio für heute geschlossen, Herr Businyi.

Yoga on tour

Mein Tagewerk besteht in der Regel darin, mir neue Fernsehsendungen einfallen zu lassen und die Idee niederzuschreiben oder Sendungsbücher für diverse Moderatoren zu verfassen. Das sind Gebrauchstexte, die ihren Zweck in dem Moment erfüllt haben, in dem sie ausgesprochen werden. Diese Arbeit lässt mich stunden-, tage-, wochen-, monatelang am Schreibtisch in meinem Büro hocken und dann, wenn die Sendungen produziert werden, viel reisen und in Hotels übernachten. Eine gute Arbeit, denn sie erlaubt eine lange Phase des Rückzugs, des Alleine-mit-mirselbst-Seins, des In-Ruhe-Arbeitens. Das ist sehr intim, eigenverantwortlich und immer wieder aufs Neue spannend, weil lebendig und fordernd.

Die andere Hälfte ist die »laute«. Teilweise arbeiten bis zu 150 Menschen an einem Showset, man führt viele Gespräche, ist viel im Außen, immer »on«, immer bereit, sofort an den Texten kleine oder große Änderungen vorzunehmen, neuen kreativen Output zu leisten oder per Knopfdruck dringende, gerade anstehende Arbeiten zu verrichten – alles mit Druck, da es für alles rund um eine Produktion Deadlines gibt, aber doch tue ich es stets mit freudiger Aufgeregtheit.

Solche Produktionstage beginnen früh und enden für den Autor meistens sehr spät. Denn erst, wenn alles besprochen und geregelt ist, kann ich mich an die Aktualisierung der Moderationen setzen und die Texte auf Karten ausdrucken.

Kurz: Eine Produktion ist stressig und verlangt von einem viel Energie, Geduld und Konzentration. Erst abends im Hotelzimmer macht sich dann die Erschöpfung körperlich bemerkbar. Das Sichstrecken fühlt sich dann vielmehr wie eine Stauchung an, wie ein Zusammengepresstwerden von dem Druck der Aufgaben, den Steinen, die aus dem Weg geräumt werden müssen.

Und obwohl die Zeit, bedingt durch den späten Feierabend und den frühen Beginn, so knapp ist, zum Ausschlafen keine Möglichkeit besteht, muss ich in dieser Phase einmal am Tag etwas für ebendiesen Akku tun, damit er auch wieder voll ist und mich rechtzeitig mit dem Notwendigen versorgt. Deshalb: Yoga on tour!

Immer wenn ich mindestens zwei Nächte im Hotel schlafe, quetsche ich auch noch meine 1,5 Kilo schwere Matte in den kleinen Koffer. Bleibe ich noch länger, vielleicht eine Woche, packe ich zudem meine Laufklamotten mit ein.

Hochgerechnet benötige ich auf »Montage« morgens bei entspanntem Aufwachen und Duschen etwa 20 bis 30 Minuten, bis ich mit den anderen am Frühstückstisch im Speisesaal sitze. Also stehe ich einfach eine Stunde früher auf und rolle mich direkt nach dem Weckerklingeln auf die Matte.

Gerne auch mal mit eher mäßigem Erfolg, denn bis der schlaffe Haufen Knochen mit seinen Bändern, Sehnen und Muskeln erst mal wach ist, da bedarf es schon eines sanften Einstiegs über ein mehrminütiges Aufwärmprogramm, bevor es so richtig zur Sache geht. Da stellt teilweise schon der Schneidersitz eine gymnastische Herausforderung dar. Aber irgendwann wird auch der härteste Stuhl weich, leiert der beste Gummizug einer Björn-Borg-Unterhose aus und taut mein Muskelapparat auf, wie die Welt nach der Befreiung der Eiskönigin. Die folgenden 15 Minuten haben es sodann in sich, sind enorm belebend und sorgen für den von mir so benötigten Powerschub, der mich über die Stressphase trägt.

Nicht immer sind die Hotelzimmer im Sinne des Yogis geschnitten und aufgeteilt. Was musste ich schon Tische, Sessel, Betten verschieben, um mich irgendwie mit meiner Matte dazwischen zu drapieren. Und nur in den seltensten Fällen kann ich auf dem Boden liegend meine Arme weit nach links und rechts ausbreiten, einer liegt immer im Regal oder klappt an der Schrankwand hoch – egal! Auch etwas eingepfercht erreiche ich mein Ziel. Und an der Deckenhöhe ist es hier bislang glücklicherweise noch nie gescheitert!

Auf Tour fahre ich voll auf meine Yoga-Chef-Vorturnerin Ursula Karven und ihre »Yoga Everyday«-*DVD* ab. Sie ist mein täglicher Damenbesuch und die einzige von Kristy geduldete Frau, die sich mit mir auf die Matte legen darf. Für jeden Tag hat sie ein auch für Anfänger gut zu erledigendes 15-Minuten-Programm zusammengestellt, das mit Schwerpunkten wie »Vorbeugen«, »Balance« oder »Drehungen« arbeitet. Wunderbar. Je nach Zeit absolviere ich eine oder zwei Lektionen und fühle mich danach für den Tag gut gerüstet. Top!

Was bedeute diese klischeehafte Zustandsbeschreibung aber eigentlich konkret? Es fängt beim Konzentrationsvermögen an: Mein Gehirn ist aufgeräumt. Ich denke nicht an den Job, die Gefühle, die Erlebnisse von gestern, nicht an das, was morgen kommen könnte, sein sollte oder gar müsste. Ich denke erst mal nur daran, was direkt vor mir liegt, vor meiner Nase. Vielleicht ist es der Nassrasierer im Badezimmer, das Rührei beim Frühstücksbuffet oder das beeindruckend seltsame Gesicht der Dame am Nachbartisch. Sämtliche Formatvorlagen sind aussortiert, bewertungsfrei begegnet mir die Welt und umgekehrt. Mein Kopf fühlt sich an wie frisch durchgelüftet. Der Muff vom Vortag oder von der Nacht ist ausgezogen, Kissen und Decke sind ausgeklopft, die Vorhänge zur Seite gezogen. Es ist, als würde mir der Kopf sagen: »So, wir können dann wieder.«

Nun zum Körper. Er ist da, und allein diese Präsenz zu fühlen ist 100 Prozent mehr, als gar nicht zu merken, wer einem da den feudalen und frisch frisierten Schädel durch den Alltag trägt. Sind alle Muskeln einmal an- und durchgespielt, prescht das Blut durch alle Kabel und Leitungen, die in unserem Körper verlegt sind, entert die Organe und flutet selbst die Neben-

und Abstellgleise. Es pulsiert, es strömt und schenkt meinem Corpus eine Hülle der Wärme, die sich angenehm und voll präsent anfühlt. Außerdem sitze ich nach Yoga immer aufrecht. Spätestens daran erkennt jeder sofort: Hey, der Typ hat Yoga gemacht.

Uschis DVD ist auch der bis heute einzige Grund, weshalb ich immer noch das MacBook Pro mit integriertem DVD-Laufwerk als Schreibwerkzeug bevorzuge – nur, damit ich vor dem Rechner »turnen« kann.

Eine wirklich umfängliche und kompetente Umsonst-Alternative ist die Webseite von Bärbel und Christian Miessner: yogamour.de.

Hier findest du kompakte Yogalektionen für alle möglichen Level, die zudem auch als Videopodcast zu abonnieren sind. Je nach Internetverbindung in den Hotels klicke ich mich dann direkt auf die Seite ein oder lade mir die gewünschten Podcastfolgen im Vorfeld runter, sodass ich frei von möglichen Technikproblemen bin. Auch Bärbel ist regelmäßig mein Gast. Mein Hit ist ihr »Sonnengruß« mit seitlicher Variante auf einem Hausdach in Marokko. Idealer Starter in den Tag und dauert nur 10 Minuten.

Vor zwei Jahren wurde mir von einer Yogini außerdem »Ekhart Yoga« empfohlen. Die Yogalehrerin Esther Ekhart, gebürtige Holländerin, hat mit ekhartyoga.com eine (englischsprachige) Plattform geschaffen, auf der man sich viele inspirierende Kurse unterschiedlicher Schwierigkeitslevel gratis anschauen kann. Manche Kurse sind aber nur konsumierbar, wenn du ein bezahltes Abo abschließt. Ich schaue mir immer nur ein paar Sequenzen auf ihrem YouTube-Channel an. Generell ist sie wohl mehr geeignet für Daddys, die schon ein bisschen länger im Yoga-Business rumdehnen.

Dies ist nur eine von vielen Möglichkeiten, sich vor dem Rechner langzumachen. Mittlerweile findest du im Netz zahlreiche weitere Plattformen, die dich, egal, wo du gerade bist, beim Yoga anleiten. Mehr zum Thema findest du im Kapitel »›Yoga digitale‹ – Online-Yoga im Selbstversuch« ab Seite 201.

Yoga-Stuff

Zugegeben, auch wenn es nur das Papa-Kind-Zelten in Dänemark ist, das der Kindergarten veranstaltet: Ich liebe es, in den nächstbesten Outdoorladen zu stürmen und mich mit den immer wieder überraschend vielen »notwendigsten« Dingen einzudecken, die Mann plus Anhang benötigen, um perfekt ausgestattet jedem erdenklichen Bedürfnis im freien Gelände gerecht werden zu können. Natürlich muss dabei auch jedweder Wetterlage gehuldigt oder getrotzt werden, getreu den beliebten Allheilsprüchen: »Es gibt kein schlechtes Wetter, nur die falsche Kleidung!« und »Es gibt kein falsches Equipment, nur zu wenig!«

Dass Volker den amateurhaften Kurzzeitcamperwahn letztes Mal allerdings mit einem kleinen voll ausgestatteten »Eriba«-Wohnwagen an seinem Bus auf die Spitze trieb, und selbst Guillaume, mein französischer Nachbar, für seine zwei Jungs und sich ein Großraumzelt auftakelte, sitzt tief und hat mich wieder einmal gelehrt: Nach oben, Christian, da geht noch was! Aber dazu beizeiten mehr in einem anderen Buch.

Eine Wahnsinnsausrüstung ist im Yoga an sich kompletter Nonsens. Für Yoga braucht es nämlich nur dich und eine Yogamatte, die dir in den meisten Studios zur Verfügung gestellt wird. Auch eventuelle Hilfsmittel wie Blöcke oder Bänder findest du in der Regel dort vor. Doch es kommt der Moment, in dem wir zu Hause allein und ganz privat für uns im Kämmerlein – wenn noch oder endlich alle anderen schlafen – die zwei Quadratmeter platten Kautschuk ausrollen möchten, um ein paarmal freundlich die Sonne zu grüßen oder »Die fünf Tibeter« lässig abzuklatschen – gib mir fünf und Ghettofaust!

Deswegen kümmern wir uns jetzt um das 1-A-Equipment für deine ganz persönliche Yogapraxis in den eigenen vier Wänden. Das kann von Posing bis Askese reichen. Ich persönlich mache keine Gefangenen und brauche gleich die volle Ausstattung, andere wiederum überlegen sich zuerst zehnmal, ob sie sich ein Meditationskissen anschaffen oder lieber auf einem Päckchen gestapelter Bücher sitzen.

Was umfasst ein komplettes Herren-Yoga-Set, sofern du für alle Yogaeventualitäten gewappnet sein möchtest!?

Die Matte. O ja, ohne Matte, das ist schlimm. Einmal beim »herabschauenden Hund« auf dem Parkett mit den Füßen weggeglitscht und schon könntest du in der Mitte durchbrechen. Und nur mal eben so auf dem Hotelteppich geht es auch nicht. Ich habe es in der Not auf einem großen Badehandtuch probiert – bekloppt, weil ich keinen Halt mit den Füßen fand. Entweder rutscht es zur Seite oder es zerknüllt. Fazit: Eine Matte ist essenziell. Yogamatten gibt es aus unterschiedlichen Materialien wie Kautschuk, Naturgummi, Kork und TPE (Thermoplastischer Elastomere-Schaum, ist organisch zersetzbar und recyclefähig), Mikrofasern oder Schafswolle. Vermutlich auch noch aus tausend anderen Stoffen. Alle erledigen sie ihren Dienst: Sie sind rutschfest, geben dir also für die jeweiligen Übungen idealen Halt und bieten dir außerdem eine hygienische Unterlage.

Mir ist aufgefallen, dass ich bei schweißtreibendem Yoga auf glatteren Belägen immer mit meinen Händen abrutsche. Deshalb lege ich mir stets ein kleines Handtuch auf das Kopfende der Matte und habe mir für meine dünne Reisematte eine Oberschicht ausgewählt, die selbst den glitschigsten Aal ausbremst. Kleiner Tipp: Ich habe den Fehler gemacht, mir einfach eine Yogamatte online zu bestellen. Grundsätzlich nicht verkehrt, aber einmal vorher auf Tuchfühlung mit der Oberfläche der favorisierten Yogamatte zu gehen, ob diese für einen was taugt, das ist schon schlau. Yogamatten sind in allen möglichen Farben und Preisklassen erhältlich. Von 20 bis 100 Euro. Nimm nicht die billigste, lieber was dazwischen. Vielleicht holst du dir auch einfach die Matte, auf der du im Yogastudio turnst.

Wenn du konsumorientiert komplett durchdrehst, dann kannst du dir für deine Matte auch noch eine eigene ***Yogatasche*** zulegen. Die ist erstens praktisch für unterwegs, und zweitens weiß jeder sofort: Das ist ein höchst tiefenentspannter Yogi. Erhältlich ab 10 Euro aufwärts.

Eine gut sortierte Yogithek verfügt außerdem über einen ***Gurt*** als Hilfsmittel, um tiefer in die Dehnung zu gehen oder um die Übung überhaupt praktizieren zu können. Wer kann schon sein Bein auf dem Boden liegend ausgestreckt senkrecht in die Luft strecken, ohne es anzuwinkeln, und dann halten!? Es ist also kein Sicherheitsgurt, sondern ein in allen erdenklichen Farben erhältliches Band aus Baumwolle mit Plastik- oder Metallschnalle am Ende, um aus dem Band eine große Schlaufe zu binden. Das Teil kannst du bedenkenlos online bestellen. Es kostet zwischen 6 und 15 Euro und dient meinen beiden Mädchen nebenbei als Zügel, wenn die eine Pferd »Sabrina« und die andere Bibi oder Tina spielt. Außerdem wird mein Yogagurt als Zügel für das Schaukelpferd verwendet und als Strick, um Kuscheltiere aufzuknüpfen und sie aus dem ersten Stock ins Erdgeschoss baumeln zu lassen.

Während ich das schreibe, stolpere ich außerdem gerade über zwei relativ bedenkliche Fakten:

Nummer 1: Wann lag der Gurt das letzte Mal wirklich einsatzbereit neben meiner Matte?

Nummer 2: Hat Kristy damit nicht kürzlich meine zusammengerollte Isomatte – Stichwort Papa-Kind-Camping – verknotet und im Keller verstaut?

Gut, du siehst, so ein Gurt ist flexibel einsetzbar und erfreut die gesamte Familie.

Wo der Gurt liegt, ist der ***Klotz*** nicht weit. Sieht aus wie ein Backstein und besteht aus Hartschaum, Kork oder Holz. Der Block ist ein sehr beliebtes und ebenfalls vielseitig verwendbares Hilfsmittel im Yoga. Du kannst dich für die Atemübungen draufsetzen, bei Drehungen oder Dehnungen deine Hände abstützen oder bei der Schulterbrücke deinen unteren Rücken darauf ablegen. Auch lassen sich viele Asanas mit einem Klotz zwischen den Beinen durchführen, um bestimmte Muskelreflexe zu unterbinden. Aber das ist jetzt schon die feine Yogipraxis im Studio. Also, der Klotz. Ein Topteil für schlappe 7 bis 15 Euro. Hol dir am besten gleich zwei, damit du sowohl für die linke als auch für die rechte Hand eine Stütze hast. Ebenfalls ganz easy online zu bestellen.

Wie beim Anschaffen der Yogamatte halte ich es auch beim käuflichen Erwerb eines ***Meditationskissens*** für außerordentlich yogiweise, seinen Allerwertesten vor dem Kauf einmal testweise daraufzuschieben. Denn jeder von uns hat einen anderen Hintern. Ist der eine kreisrund, mag der andere fleischig satt sein. Und hat einer überhaupt keinen Arsch in der Hose, weiß ein anderer vermutlich vor lauter Sitzfleisch gar nicht, ob er auf einem Kissen oder versehentlich auf dem ausgewachsenen Menschenkopf seines Nachbarn hockt. Also: testsitzen. Meditationskissen sind für uns in vielerlei Hinsicht eine gute Sache: Wir können aufrecht und gerade darauf sitzen und uns voll auf Pranayama, die Atemübungen konzentrieren. Zudem lässt sich das Kissen ideal als Hilfsmittel für Dehnübungen einsetzen, üben wir das ebenfalls aufrechte Sitzen mit ausgestreckten Beinen. Und selbstverständlich ist das Kissen die Basis der Meditation. Wollen wir hierauf stundenlang verharren, sollte die Form also gut gewählt sein. Es gibt runde Meditationskissen, halbmondförmig, als Drei- oder Rechteck und selbst in mini oder aufblasbar für die Reise. Jeder Po findet also ein Zuhause, und das zwischen 20 und 60 Euro. Und sollte sich für dich die Anschaffung über die Meditation nicht »auszahlen«, bedenke: Ein Meditationskissen ist eine herrlich kleine und spontan zu aktivierende Sitzgelegenheit für andere Yogapapas. Und für den letzten Zweifler unter euch: Hey, der Surfer hat Bretter im Wohnzimmer an der Wand lehnen, der Tennisspieler immer ein paar Bälle irgendwo rumliegen und wir NATÜRLICH eine Matte und ein Meditationskissen.

Das Meditationskissen ist das Bindeglied zwischen Yoga und Meditation und eröffnet – ein Segen! – somit noch ein weiteres

Zubehörfeld, auf dem wir uns tummeln und völlig unyogisch immer mehr feine Sachen hinzukaufen können.

Auch für die Besinnung im Stillen benötigen wir wie beim Yoga im Grunde genommen überhaupt nichts. Neben der Disziplin, die Nummer durchzuziehen, nur das besagte Kissen, und das war's. Eigentlich. So ein Meditationsplätzchen lässt sich allerdings gehörig ausstaffieren und zu einem lauschigen Holodeck der inneren Einkehr pimpen. Das fängt bereits damit an, dass du statt eines Kissens mit Bio-Dinkelspelzinnerei (wieder was gelernt: Dinkelspelz ist die Schale des Dinkels) einen ***Meditationshocker*** nutzt, um mühelos aufrecht zu sitzen. Ganz angenehm, gerade für etwas ältere Kaliber oder Kollegen mit Knieproblemen. Außerdem schläft nicht ständig irgendein Fuß oder das gesamte Bein ein, weshalb man beim Aufstehen fast in seinen Becher dampfenden Ingwer-Energie-Tees kippt. Die Hocker sind meistens aus Holz (Erle, Mangoholz, Gummibaum etc.) und laufen eher unter dem Label »kleine Höckerchen«. Viele von ihnen sind zusammenklappbar, was sich als äußerst praktisch erweist, geht's mal auf Reisen. Wenn nicht bereits integriert, werden überall bequeme Auflagen für die Schemel angeboten. Die Hocker starten so um 25 bis 30 Euro und toben sich dann je nach Holz und Auflage nach oben hin aus. Mit 60 Euro bist du aber sicher gut beraten und bestuhlt.

Nun hockt der Yogapapa schweigend auf seinem Hocker, der sich auch beim Zähneputzen der Kleinen als Tritt am Waschbecken anbietet, oder lagert seinen durchtrainierten Körper aktiv auf dem Kissen. Nur worauf fußt unser Sitz? Keine Frage, wir möchten ihn nicht auf irgendeinem Geläuf wissen, wir wollen selbstbestimmt entscheiden, wer ihn beherbergt. Natürlich kannst du das Kissen einfach auf den Dielen-, Parkett-, Marmor- oder Teppichboden pfeffern, genauso wie auf die Yogamatte, aber hey – wollen wir es richtig oder richtig machen? Also, ein ***Futon*** muss her. Ein kleines Teppichlein, das gerade mal so groß ist wie eine doppelte Fußmatte aus reiner Schurwolle. Gibt es in flauschig und weniger flauschig, in kleiner und größer und wurde von mir bislang nur in Weiß bzw. Naturweiß gesichtet. Gerade in der kalten Jahreszeit ist so ein weicher, warmer Untergrund wirklich dankbar, kühlt es sich beim Meditieren doch relativ schnell ab. Da ist ein Sommertag in Hamburg nichts dagegen. Die Teile liegen preislich bei etwa 20 Euro. Wo wir schon von Kälte faseln, darf die ***Decke*** beim Meditieren über den Schultern selbstverständlich nicht fehlen. Gibt es dick und dünn, und ist sie zudem noch aus festem strapazierfähigem Material, können wir sie gefaltet als Schutz beim Schulterstand unterlegen. Und auch für die Frostköttel und Kuschelheimer in der Yogapraxis ist so eine Decke ein guter Kauf, der sich in Form von warmen Füßen während Savasana, der Endentspannung ordentlich auszahlt.

Im Yogi-Versand bist du da mit unterschiedlichen Motiven und 50 Euro dabei.

Bislang waren wir extrem klassisch unterwegs, jetzt fahre ich aber »Yogi-Hightech-Digitalism 4.0 analog war gestern« auf. Um nämlich nicht nur in die Meditation zu gehen, sondern aus ihr auch wieder herauszukommen, benötigst du kein mit dem Flugmodus bestraftes Smartphone mit Stoppuhrfunktion, sondern einen kleinen ***Timer***, der nichts anderes kann als runterzählen! Du tippst deine gewünschte Meditationsdauer ein, drückst auf Start und los geht die Sause, bis das kleine Plastikteil so vor Alarm abgeht, wie Cristina Scuccia, die italienische Nonne, die 2014 »The Voice of Italy« gewann. Klein, schmal, aber ein sagenhaftes Organ. Halleluja! Dieses beinah progressive Invest in deine Meditationsausstattung zeigt: Hier ist ein Profi am Werk. Der Typ da auf dem Futon und dem Hocker, der meint's wirklich ernst.

Apropos Ernst: Das ist natürlich das Mega-Profi-Paket und null vonnöten, wenn es ums reine Machen geht. Hier ist schon viel Expertentum mit drin. Mein Starterset sah besagte, von mir zuvor nicht getestete Yogamatte plus Tasche und ein Meditationskissen vor – das war's. Erst nach einem Jahr regelmäßiger Praxis habe ich mir für zu Hause noch Blöcke und einen Gurt bestellt. Bis heute besitze ich übrigens kein ***Augenkissen***, das teilweise mit aromatherapeutischen Mischungen, mit Heilsteinen oder Leinsamen gefüllt ist, und das man sich am Ende der Yogastunde zum Savasana auflegt. In meinem Yogastudio gehört es für mich immer dazu, zu Hause bin ich da nachlässiger. Noch.

Yoga-Ernährung

Happy Happa-Happa – dem wohl schwierigsten Kapitel dieses Buches stellen wir uns jetzt: der Ernährung. Denn so ein Yogi schmeißt zum Erhalt der gut verknotbaren Körpermaschinerie bei all der Achtsamkeit natürlich nicht irgendetwas ein, sondern richtig guten Treibstoff. Viele aus unserer neuen liebgewonnenen Turngruppe mögen es daher gerne vegetarisch. Trendgerecht gar vegan oder »rohköstlich«.

Yogische Ernährung ist traditionell vegetarisch angelegt. Keine Ahnung, ob jeder Hobbyyogi gewahr ist, wieso, aber eine gravierende Lebenseinstellung in der Yogaphilosophie ist die der Gewaltlosigkeit (Sanskrit: Ahimsa) sowohl in Taten als auch in Worten und Gedanken. Dann ein Tier töten und sich daraus einen üppigen Dreifachburger mit lustigem Zwiebelgesicht und schielenden Speckaugen zu braten, das passt irgendwie nicht ganz zusammen.

Stattdessen also ein gemüsereicher und leicht verdaulicher Speiseplan. Der hält, dem ganzheitlichen Yogaprinzip entsprechend, Körper und Geist gesund, beugt Krankheiten vor oder lindert sie und ermöglicht dem Yogi eine prima Beweglichkeit und ideale Grundlage für die Meditation, sofern die Nahrungsmittel den Geist nicht allzu sehr aufpeitschen.

Die drei Gunas

Wir kennen »Die drei Fragezeichen«, »Die Drei von der Tankstelle« und »Die drei Musketiere« – was sollen nun Tick, Trick und Track des Yoga, die drei »Gunas« sein? Wir Yogis unterteilen unsere Nahrung anhand ihrer Qualitäten in drei Arten:

Rajas – Unruhe
Tamas – Trägheit
Sattva – Leichtigkeit

Kurz überblickt merkst du, diese Eigenschaften sind in der Natur und in uns allen überall und in unterschiedlichen Maßen vorhanden. Folgerichtig auch in deinem Frühstücksbrot, dem Drive-In-Burger oder dem Puddingteilchen zum Kaffee.

Haben wir bislang auf die Frage, ob oder wie es schmeckt noch geantwortet: »Ja ... nicht so« oder »Schmeckt lecker«, können wir von nun an unser Antwortenspektrum beispielsweise um »Sorry, mir etwas zu tamasig« erweitern.

Und wie das funktioniert, das erfährst du jetzt.

Rajas – Essen für den unkalkulierbaren Zappelphilipp

Rajasige Speisen sind die Unruhestifter für Geist und Körper. Sie wühlen uns emotional auf, lassen uns hektisch und unkontrollierbar werden. Rajasig sind vor allem Kaffee, schwarzer Tee, alle Backwaren mit Weißmehl, raffinierter Zucker, Süßigkeiten und scharf gewürztes Essen. Auch zu hastiges und nicht ordentlich zerkautes Essen hat rajasige Wirkung auf uns.

Tamas (ignorant) – Essen für unkalkulierbare Dauerpausen

Mit »Starwars« gesprochen: die dunkle Seite der Macht. Für »Herr der Ringe«-Fans eine Art Mordor und für Wolfgang Schäuble Griechenland. Tamas ist die Stagnation. Tamasiges Essen gibt keine Kraft, sondern entzieht Energie, verursacht ein Ungleichgewicht im Körper und beeinträchtigt geistige und emotionale Funktionen. Es bremst aus, macht träge und unflexibel.

Tamas-Gourmetkünste sind in der Regel schwer zu verdauen. Junkfood wie Burger, Pommes und Pizza gehören in diese Kategorie, wie auch verarbeitete, abgestandene, verunreinigte, getrocknete (ausgenommen Trockenobst) oder unreife Nahrungsmittel. Außerdem: Alkohol, Knoblauch, Chips, Fertiggerichte und alles, was mit Konservierungsstoffen oder Geschmacksverstärkern versetzt wurde.

Essen kann auch tamasig werden, wenn es wieder aufgewärmt wird, weil von gestern, oder wenn es aus der Mikrowelle oder Konserve stammt.

Und auch zu viel Essen wirkt tamasig auf uns.

Sattva (rein) – Essen für unkalkulierbare Leichtigkeit

Sattva ist super. Yogisch fünf Sterne. Gesundheitsfördernd, Jugendlichkeit erhaltend, leicht, rein und köstlich. Hier gibt es ordentlich Power für Geist und Körper und eine kräftige Schippe Klarheit obendrauf. Sattvig sind Hülsenfrüchte, Obst, Honig, Trockenobst, Butter, Ghee, klares Wasser, Gemüse, Naturjoghurt, Tofu, Haselnüsse, Mandeln, Salat, Milch, Vollkornreis, Getreide und vieles mehr. Die Lebensmittel sind frei von Pestiziden oder Konservierungsstoffen, hier ist alles frisch und randvoll mit 1-A-Prana. Sattvig und vielfältig – das ist der ideale Yogitreibstoff! Energetisch stimmt hier alles: Die Asanas und die Meditation fühlen sich gut und intensiv an, der Körper ist mit gesundem Futter gefüllt, der Geist ist wach, und der gesamte Alltag geht leichter und entspannter von der Hand.

Merke also: Hoher Sattva-Anteil im Essen = hohes Wohlbefinden!

Anleitung zum Essen im Yogistyle

Wir essen. Jetzt. Gemeinsam. Du und ich. Und das voll und ganz auf Yogiart.

Teller vor uns auf den Tisch stellen, durchatmen, Essen einmal kurz betrachten und genussvoll realisieren, dass der Klumpatsch *vor* uns gleich Teil *von* uns wird. Jetzt iPad, Smartphone und die neue »Apotheken-Umschau« vom Tisch schieben, Fernseher aus, Laptop zu und ohne Ablenkungen bewusst auf den Prozess des Essens einlassen.

Kleine Bissen nehmen, langsam und ruhig kauen. Ich habe mal für den NDR eine Sendung mit dem Titel »Die Fett-Weg-Show« geschrieben, eine dem Namen nach, richtig, Diätsendung. Dort kreierten wir den Begriff »Schmauen« – schmecken und kauen. Klingt bescheuert, hat aber eine Message: in Ruhe die Speise im Mund hin und her schieben, kräftig kauen und dabei immer mal wieder innehalten, um zu schmecken, bevor der Brei die Speiseröhre hinunterrutschen darf.

Zwischendurch bewusst atmen und abschließend einfach mal dankbar sein für das gute Essen. Machen wir im Alltag viel zu selten. Vor allem, wenn wir gestresst sind oder mit Kollegen essen. Was nicht zum Essen gehört, sind negative Gedanken und Gespräche über Probleme. Mit jedem Bissen werden sie förmlich Teil unseres Körpers, und da gehören sie einfach nicht hin. Außerdem schlagen sie uns auf die Verdauung. Lass sie lieber draußen, und sprich über lustige, schöne, besondere Begebenheiten, über Pläne, über den anstehenden Urlaub oder ein witziges Erlebnis mit deinen Kindern.

Der Yogi ist bekanntlich ein friedvolles Geschöpf, und so hält er sich mit Ernährungsempfehlungen relativ bedeckt.

Er weiß aber natürlich darum, dass sich bei anhaltender Yogapraxis die Haltung zum Essen verändert: Essen wird ein bewusster, ein achtsamer Prozess, der auf das verfeinerte Körpergefühl direkt reagiert. Zartes Grillfleisch kann plötzlich seinen Reiz verlieren. Vielleicht verschwinden auch die spontanen Heißhungerattacken auf Süßigkeiten, Kuchen oder Eis, und wo ist nach der Yogastunde eigentlich der Kaffeedurst hin?

Aus eigener Erfahrung kann ich diesen Wandel nur bestätigen. Nach einer Yogaeinheit hält sich mein Appetit auf Deftiges extrem in Grenzen. Das leichte Körpergefühl verlangt auch nach leichter Kost. Mit meinen ersten, zarten Yogaerfahrungen habe ich begonnen, meiner Nahrungsaufnahme mehr Aufmerksamkeit zu schenken als früher. Ich mache da jetzt deswegen kein riesiges Ding draus, aber ich treffe meine Wahl der Speisen bewusster und versuche mich nicht ständig zu überfressen, was mir gerade dann, wenn vieles an mir zerrt, schwerfällt.

Mein Körper fühlt sich durch die Umstellung auf Achtsamkeit gesünder an und jünger, leichter und straffer. Da entsteht von ganz alleine weder das Bedürfnis abends Bier zu trinken oder Pizza zu essen, noch nachmittags die Kuchenoma zu spielen. Das ist gar nicht unbedingt mein Kopf, der da ansagt, worauf ich Lust habe, das ist vielmehr mein Körper, der spricht. Eine ganz verblüffende Erfahrung. Automatisch sinkt die Lust auf Lebensmittel, die uns nicht oder offensichtlich nicht mehr guttun.

Yogische Ernährungstipps

- Niemals überfressen, sondern lieber nur den Magen halbvoll füllen. Dazu kommt ein bisschen Wasser, und der Rest bleibt frei. Das hält uns aktiv und lässt uns Studien zufolge länger leben.
- Anständig und dir gemäß trinken!
- Am besten mindestens eineinhalb bis drei Liter Wasser und Kräutertees.
- Versuche immer gelassen und bewusst zu essen. Ort, Zeit, Gesellschaft – all das wirkt sich auf unseren Körper und unseren Geist aus.
- Bevorzuge immer frische, natürliche Speisen gegenüber allzu sehr behandeltem Essen.
- Mach das Essen nicht zu einer komplizierten Sache: Es darf simpel und nährstoffreich sein. Eine Schale mit Reis und Gemüse ist völlig ausreichend und schmeckt lecker.
- Gönn deiner Verdauung mal eine Pause! Einen ganzen Tag pro Woche fasten kann jeder. Das sorgt für eine Senkung des Cholesterinspiegels, eine Verbesserung des Stoffwechsels und beugt diversen Herzerkrankungen sowie Diabetes vor.

Kann ich als Vegetarier ernsthaft überleben?

Meine Frau ist Vegetarierin, und ich bin es im Laufe der Yogazeit allmählich geworden. Wir leben! Sehr gut sogar. Und unsere Blutwerte sind bestens. Die knappe Antwort lautet also: Ja!

Neben dem besagten yogischen Denkansatz sind die gesundheitlichen Vorteile einer vegetarischen Ernährung heutzutage seriös nachweisbar. Ob Übergewicht, Demenz, Gicht, Arterienverkalkung, Diabetes, diverse Krebsarten, Bluthochdruck, hoher Cholesterinspiegel oder Herzerkrankungen – wer auf Fleisch und Wurst verzichtet, der tut sich tatsächlich etwas Gutes. Laut der »Deutschen Gesellschaft für Ernährung« kann sich der Vegetarier wissenschaftlich betrachtet *alle* Stoffe, die den Fleischkonsum wie allenthalben behauptet für uns so wertvoll machen, über andere Lebensmittel beschaffen. Grundvoraussetzung dafür ist eine intensive Auseinandersetzung mit dem eigenen Essen und das Wissen um die in den unterschiedlichen Nahrungsmitteln enthaltenen Nährstoffe.

So befindet sich zum Beispiel in der Kuhmilch ebenso lebensnotwendiges Jod wie im Feldsalat. Linsen und weitere Hülsenfrüchte sind gute Eisenlieferanten, ebenso wie Brokkoli, Kürbis- und Pinienkerne, Hirse, Mohn, Leinsamen, Soja und vollkornreiche Lebensmittel. Für eine bessere Eisenaufnahme empfiehlt sich übrigens ein Glas O-Saft zum Gemüse.

Vitamin B_{12}, lebenswichtig und in der richtigen Menge vor allem in Fleisch enthalten, findet der Vegetarier in geringen Dosen in Sauerkraut, im fettarmen Joghurt, in Cornflakes und in der Milch. Das ist zwar schön, reicht aber nicht zwingend aus. Deshalb empfiehlt es sich, zusätzlich Vitamin-B_{12}-Pillen einzuwerfen. Aus eigener Erfahrung: Es gibt ganz leckere Brausetabletten online zu bestellen. 100 Stück, 15 Euro. Nix los und B_{12} ist sicher mit an Bord.

Wenn du planst, deine Ernährung auf vegetarisch umzustellen, dann solltest du das Projekt mit Sinn und Verstand angehen, und in entsprechender Literatur zum Thema schmökern. Ein Gang zum Arzt und sich mal die Blutwerte messen lassen, wäre sicherlich auch nicht verkehrt, aber Männer und Ärzte ... Also, vermutlich erst mal was lesen. Bücher zum Thema gibt es in Hülle und Fülle.

Exkurs: Wer is(s)t hier eigentlich was?

Vegetarier ist nicht gleich Vegetarier, auch wenn es in Deutschland mittlerweile 7,8 Millionen davon gibt. Und Vegetarier sind auch nicht die einzigen besonderen Pflänzchen an den Nichtallesfresser-Esstischen dieser Welt. Deshalb im Folgenden ein kleiner Exkurs:

Die Vegetarier und Veganer

Zunächst zu unseren Gemüsebrüdern im Detail. Es gibt die ovo-lacto-vegetarische Kost, das heißt diese putzige Vegetariergattung isst Gemüse und Obst sowie Eier- und Milchprodukte, sprich alles außer Fleisch und Fisch.

Der Ovo-Vegetarier erlaubt sich zum Obst und Gemüse nur Eier. Der Lacto-Vegetarier verzichtet aufs Ei, bleibt dafür aber seinen heißgeliebten Milchprodukten treu.

Die strengen Vegetarier bzw. Veganer hingegen meiden alles, was tierischen Ursprungs ist. Auch die aus Eiern, Honig oder

Milch hergestellten Lebensmittel und Zusatzstoffe, wenn sie denn vom ambitionierten Veganer erkannt und umschifft werden können. Der »real« Veganer, der Veganismus als Lebensweise für sich entdeckt hat, trägt auch keine Lederklamotten (Schuhe, Gürtel, S/M-Gesichtshaube), bettet des Nachts sein Haupt nicht auf einem weichen Daunenkissen und verzichtet auf Omas selbst gestrickten Schafswollpulli zu Weihnachten. Selbst die Seife aus tierischen Fetten wird verschmäht, ebenso wie der Wein im Toskanaurlaub, der vermutlich mit tierischen Hilfsmitteln geklärt und geschönt wurde. Mittlerweile leben laut einer Umfrage rund 900 000 Menschen vegan.

Die Puddingvegetarier

Sie meinen es ja von Herzen gut: Kein Tier soll durch sie Schaden nehmen. Und so ernähren sie sich ausschließlich vegetarisch. Doch oftmals schädigen sich die Puddingvegetarier auf diese Weise selbst. Denn sie interessieren sich im Gegensatz zu den anderen Veggies weniger für die Zusammensetzung ihrer Speisen, greifen mit Vorliebe auf Fertiggerichte zurück und achten im Ernährungsplan so gut wie gar nicht auf Vitamine, Ballaststoffe, Mineralien oder die Kalorienzahl, die sie da in sich hineinschaufeln. Vegetarismus aus ethisch moralischen Gesichtspunkten unterschreibt der »PV« sofort, aus persönlichen gesundheitlichen wohl eher nicht. Was 'n Typ!

Der Rohköstler

Die Versuchung liegt nah, vor seinem inneren Auge ein Bild von einer Person entstehen zu lassen, die sich an einem Zweig voller saftiger grüner Blätter festgebissen hat und dabei ganz zufrieden mit sich und dem reichhaltigen kulinarischen Angebot der puren Natur erscheint. Der Rohköstler ist aber – halt dich fest – tatsächlich für ALLE Nahrungsmittel offen und bereit. Ein ebenfalls weitreichender Irrtum besagt, dass die Rohlinge ausschließlich kalte Kost zu sich nehmen. Das stimmt nicht. Die Speisen dürfen im Rohzustand bis auf 40 Grad erhitzt werden. Nicht höher, damit die vielen Vitamine, Mineralien und Enzyme erhalten bleiben.

Ich habe mal im Rahmen einer TV-Show einen Abend mit Dr. Christine Volm verbringen dürfen, Yogini und bekennende Rohköstlerin, die diverse Bücher zu dem Thema veröffentlicht hat. Die Dame wirkt nicht nur rein äußerlich beeindruckend jung, sondern strahlt auch von innen eine faszinierende Jugendlichkeit und Begeisterungsfähigkeit aus. Für die Fernsehsendung, in der sie zu Gast war, hatte sie rein pflanzlich hergestellte Schokolade mitgebracht, mit unterschiedlichen Kräutern »gewürzt« – ungeahnt lecker. Da war selbst Johann Lafer überrascht. Und das heißt was.

Der Frutarier

Sie sind eine Splittergruppe der Vegetarier und in Deutschland eher rar gesät: die Frutarier. In ihrem Verständnis soll eine Pflanze nicht verletzt werden oder gar sterben, um von ihr zu essen. Also gibt es bei ihnen Nüsse, Samen, Obst oder Fallobst, aber zum Beispiel keine Möhre, weil dafür die gesamte Pflanze aus dem Boden gerissen werden müsste.

Der Pescetarier

Das sind die seltsamen Geschöpfe, die sich für Vegetarier halten, weil sie kein Fleisch essen, aber dann bei »Nordsee« die Fischplatte bestellen. Der Pescetarier konsumiert also Fisch, Gemüse, Milch, Honig etc., aber eben kein Fleisch. Wie weit der Begriff Fisch definiert wird, und ob Spaghetti »Frutti di Mare« mit zum Fresspaket dazugehören, ist eine individuelle Kiste.

Der Flexitarier

Der Flexitarier ist der bewusste Allesesser, dem es in allererster Linie um den gesundheitlichen Aspekt geht und nicht um Tier- und Klimaschutz. Da gibt es mal das besagte Stück Fleisch, aber vom Biobauern, hochpreisig und eben besonders. Ähnlich willkürlich begeht er seinen Fischkonsum. Eine mittlerweile sehr verbreitete Haltung, wie mir aufgefallen ist. Immer öfter treffe ich Menschen, die von den ganzen Ernährungstrends völlig genervt sind. Sie bleiben lieber ihrer grundsätzlichen Speiselinie treu, heben sie aber auf eine qualitative höhere Ebene und laden das Thema mit Achtsamkeit auf.

Der Freeganer

Eine Zeit lang stürzten sich die Medien mit großem Gebrüll auf das »Containern«. Aktivisten und Ur-Freeganer kletterten nachts über die Supermarktzäune und enterten deren Müllcontainer, in denen sich kartonweise noch gut konsumierbare Waren fanden. Das machen sie auch heute noch – nur sind daraus entstanden: die Freeganer. Diese stinken gegen die Konsumgesellschaft an und beziehen ihr gesamtes Essen bzw. ihren gesamten Haushaltsbedarf aus nicht kommerziellem Handel. Sie bauen selbst an, lassen sich beschenken, fischen aus Containern oder tauschen. Ihre Ernährung umfasst alle möglichen Nahrungsmittel à la »was man eben so findet …«. Die Frage muss erlaubt sein: Wieso tun sich das Menschen in der heutigen Zeit an, ein Dasein wie Vagabunden, Jäger und Sammler zu fristen!? Deshalb: Freeganer ist man nicht, ohne auch Aktivist zu sein. Sie tun es, um auf unser krankes Konsumverhalten und auf die immer weiter um sich greifende Armut in der Welt hinzuweisen.

Vegane Ernährung

Nachdem wir das Thema im Rahmen unseres Exkurses schon mal kurz gestreift haben, wollen wir es jetzt etwas vertiefen: die vegane Ernährung. Früher zuckten Menschen zusammen, wenn ihnen Veganer bleich und lederlos gegenübertraten und über Ethik, Moral, Tiere und Umwelt schwadronierten. Alle irre, alles AKW-Gegner, seltenes Müslifresserpack – Stempel drauf! Knallchargen!

Jahrzehnte später ist vegan das neue vegetarisch und voll im Trend. In den Metropolen des Landes gibt es mittlerweile überall vegane Restaurants, vegane Supermärkte und selbst auf der Münchner Wies'n konnte ich 2014 im Bierzelt zwischen zwei veganen Hauptgerichten wählen.

Wer ins Vegane »abdriftet«, der lernt wieder dazu: Seitan, Quinoa oder Weizengras, Agavendicksaft, Hafermilch und Mandelmus – Supermärkte erwachsen zu persönlichen Bildungsstätten, jeder Einkauf ist eine Expedition durch zuvor unbekannte Nahrungsmittelwelten.

Wäre ich der Ladenbesitzer, würde ich täglich für Neukundengruppen Führungen entlang der Regale anbieten, so spannend ist der Trip! Ich kann heute noch Stunden bei »veganz«, einer veganen Supermarktkette oder im Bioladen verbringen und mich allein an dem Anblick künstlich glänzender Fleischersatzstoffe erfreuen.

Warum um Yogis willen ist nun die vegane Ernährung, der vegane Lebenswandel unter den Yogapraktizierenden so stark verbreitet? Reicht denn die vegetarische Version intellektuell nicht mehr aus?

Sagen wir es so: Der vegane Lebensstil ermöglicht es dem Konsumenten, einen noch größeren Beitrag zur Gewaltlosigkeit zu leisten als die vegetarische Ernährung. Kein Leid für Tiere – dieser Grundsatz wird hier voll erfüllt. Mag Kuhmilch ursprünglich zu den sattvigen Nahrungsmitteln zählen, wissen wir heute: Unsere Supermarktmilch unterscheidet sich in der Qualität sehr von der Milch von vor hundert Jahren. Die Produktion ist vielerorts mit Leid und Stress für die Tiere verbunden. Und nehmen wir die Hühnerhaltung genauer unter die Lupe und erkennen, unter welchen Bedingungen sie uns ein Ei legen, wird uns erst recht ganz mulmig. Das Leid der Tiere wird mit der Nahrung aufgenommen, was sich energetisch negativ auf den Yogikörper auswirkt.

Außerdem gilt vielen der Veganismus als die gesündeste Form der Ernährung. Wer sich richtig vegan ernährt, der verringert laut diverser Studien das Risiko, von einem Herzinfarkt oder Schlaganfall gerichtet zu werden. Auch vor Alzheimer und Krebs soll die reine Pflanzenknusperei schützen, und uns nicht nur optisch, sondern auch tatsächlich körperlich jünger werden lassen.

Nachweisbar ist dies über Geräte, die Hautstraffung messen können. Attila Hildmann, DER Mann, der einen großen Beitrag dazu geleistet hat, dass die vegane Küche heute in Deutschland zum Lifestyle gehört, empfiehlt Noch-nicht-Veganern, einfach mal einen Tag in der Woche vegan zu kochen. Damit tue man sowohl der Umwelt als auch sich selbst einen riesigen Gefallen, weil gesund.

Ich hatte selbst eine längere vegane Phase, radikal von heute auf morgen im puren Yogaüberschwang eingeläutet. Doch die Motivation war nicht ehrlich, nur aufgesetzt, dem Hipstertrend folgend. Und so stand das Projekt trotz Invest in Superfoods, Nahrungsergänzungsmittel, Reisnudeln, Lupinenkaffee, Frischkäse auf Sojaebene und diverse vegane Kochbücher auf wacklig weichen Beinen. Wie Kinder Sprachen viel besser lernen, wenn sie die Notwendigkeit verstehen, sie zu sprechen, fehlte mir das entscheidende Argument, das sich gegen meine Lust auf Eier, Käse, Honig oder Milch stemmen konnte. Auch empfand ich den Aufwand, als einziger in der mehrköpfigen Sippe zu Hause den veganen Stiefel durchzuziehen, täglich nur für mich zu kochen, dabei immer im Auge zu behalten, ob ich über mein Essen auch die nötigen Nährstoffe, Mineralien und Vitamine erhalte, als extrem aufwendig. Ich bin es mir durchaus wert, Zeit in meine Ernährung zu stecken, doch bei all den Aufgaben, die eine Familie mit Kindern und Kleinkindern mit sich bringt, hielt ich es schließlich für gesünder, vegane Ernährung irgendwann noch mal an anderer Stelle im Leben auszuprobieren und einfach ovo-lacto-vegetarisch weiterzumachen.

Vegan konkret: Der Veganer ist ein Freund der Hülsenfrüchte wie Linsen, Kichererbsen und Bohnen. Dazu ergänzen Obst, Gemüse, Vollkorngetreide wie Dinkel, Hirse, Reis und Nüsse die Ernährung. Es wird viel mit Tofu gearbeitet, Sahne gerne durch Soja ersetzt, und Milch kann mal Mandel-, Reis-, oder Hafermilch heißen. Mandelmus ist ein wiederkehrender Begleiter der Küche, ebenso Agavendicksaft, der zum Süßen und Würzen von Saucen verwendet wird. Veganer achten auf unterschiedliche Öle, wie Leinöl oder Rapsöl, die wichtige Omega3-Fettsäuren enthalten. Vitamin B_{12} ist in den veganen Lebensmitteln noch weniger enthalten als bei den Vegetariern. Nur in geringem Maße sind Fruchtsäfte, diverse Sojaprodukte, Müsli und Cornflakes oder Fleischersatz damit angereichert. Deshalb rät selbst der »Vegetarierbund Deutschland« auf seiner Website Vegetariern und Veganern gleichermaßen, ihre Vitamin-B_{12}-Versorgung regelmäßig untersuchen zu lassen und gegebenenfalls zusätzlich über Tropfen oder Tabletten zu pimpen.

Zwei Rezepte

Warmer Frühstücksbrei

Mein fast täglicher Start in den Tag, wenn ich zu Hause in Hamburg bin. Für alle, die es interessiert: Er ist vegan!

400 ml Haferdrink in einen Topf schütten und erhitzen.

So viele Haferflocken reingeben und quellen lassen, bis sich herauskristallisiert, es wird ein Brei und keine Suppe.

Dann mit einer Gabel eine ganze oder halbe Banane zerquetschen (eine ganze macht es mir immer zu süß), zu den Flocken geben und bei geringer Hitze weiterbrodeln lassen. Die Flamme nicht zu hoch stellen und immer tapfer umrühren – der Kleister brennt dir sonst an.

Ordentlich Zimt dazu. Fertig.

Alles in eine Müslischüssel schütten und dann:

Nüsse (bunte Wahl)

+

Frische Früchte, am liebsten Äpfel, Blaubeeren oder Erdbeeren

+

Salat-Kern-Mischung (wer mag)

Alles drauf und fertig.

Die ganze Prozedur dauert vielleicht fünf Minuten und schmeckt fabelhaft.

Der Brei hält erst mal pappsatt, ist gesund und liefert genügend Energie für mindestens eine Hälfte des Tages.

Ofengemüse

Den Ofen auf 200 Grad vorheizen. Ein Blech rausnehmen und nun alles, was du an Gemüse zu Hause hast, in Schreiben, Viertel und Stückchen schneiden. Dabei sein sollten: Paprika, Möhren, Auberginen, Zucchini und jede Menge Kartoffeln. Hast du für eine gesamte Fußballmannschaft geschnippelt und zerteilt, schmeiß das Gemüse auf das Blech, schütte Olivenöl drüber, danach Salz drauf und vielleicht noch ein paar Kräuter der Provence. Alles ordentlich verteilen. In den Ofen und tschüss. Nach 40 Minuten, wenn einige Kartoffeln schön kross sind, rausholen und alles aufessen.

Und noch ein paar Tipps:

- Besser, aber tamasig: Knoblauch und Zwiebeln mit dazu geben, das gibt mehr Würze.

- Freunde von uns machen erst zum Servieren Öl und Salz drauf.
- Viel oder wenig Öl? – Ich dosiere es sehr genau, weil mir zu viel Öl auf die Verdauung schlägt und ich in Öl ertränktes Gemüse eher abstoßend finde. Also besser mit weniger starten und langsam steigern.

Was denn jetzt?!?

Moment mal, fragst du dich jetzt vielleicht, muss ich denn, um Yogi zu sein, nun meine Ernährung komplett umstellen?!? Natürlich NICHT! Nur weil wir Yoga praktizieren, müssen wir nicht Vegetarier, Veganer oder Frutarier werden. »Müssen« sowieso nicht. Aber mich würde mal interessieren, solltest du ins Yogalager wechseln, wie sich dein Appetit und Hunger analog zu deinem Körpergefühl entwickelt. Hier wird ein Veränderungsprozess losgetreten, der mindestens ein Mehr an Achtsamkeit in dein Leben bringt. So viel ist sicher.

Bei einer Beibehaltung von Vollkost würde ebenjenes neue Bewusstsein automatisch bedeuten, weniger Fleisch bei höherer Bioqualität und einmal pro Woche hochwertigen Fisch zu konsumieren. Ob der Zufuhr an lebenswichtigen Mineralien, Vitaminen und Fettsäuren ist damit laut Ernährungsexperten alles in bester Speiseordnung.

Ich muss zugeben: Ich finde es sauschwer, eine völlig klare Haltung zu all den Ernährungsmöglichkeiten, die wir haben, zu entwickeln, die einem ständig aufgetischt werden. Kein Tag vergeht, an dem nicht irgendeine Studie von irgendeiner Universität aus irgendeiner Stadt, von der man nicht einmal wusste, dass es dort eine Universität gibt, neue revolutionäre Erkenntnisse und sensationelle Forschungsergebnisse präsentiert, welche Nahrungsmittel, wie dosiert und in welcher Konstellation plötzlich supergesund oder krankheitserregend sind, oder einfach geil, schlau oder blöd machen. Alles befolgen geht nicht, alles ignorieren aber auch nicht.

Am Ende komme ich immer wieder an den Punkt, den appetitlichen Bedürfnissen meines Körpers zu lauschen. Er sagt mir, worauf er Lust hat, zeigt mir den Weg zu meiner persönlichen, mir gemäßen Kost. Und ich finde, so sollte es auch sein. Jeder isst nicht gegen sich an oder für ein Dogma, das angeblich gut sein soll, sondern ernährt sich so, dass er sich wohlfühlt. Und dann klappt's auch mit dem Yoga gut. Ommmm, und nächstes Kapitel bitte!

Meditation

So, dann komm mal rein, zieh die Jacke aus und setz dich da aufs Kissen. Schnauze halten, Augen zu und an nichts denken. Auf die Plätze, fertig, los! Das ist die Anleitung zur Meditation – drastisch formuliert.

Mein erstes Mal auf dem Kissen

Für meinen Meditationseinstieg fand niemand derlei schroffe Worte, aber auch keine herzerwärmenden. Vielmehr fielen gar keine. Jeder Yogi hatte sich an den üblichen Ashram-Stundenplan zu halten. Und der besagte auch für die Yogaurlauber am frühen Morgen um 6 Uhr im großzügigen Meditationssaal mit dem großen Altar zu erscheinen und müde auf Bilder von Jesus, Buddha, Shiva und ein paar anderen Verdächtigen sowie die zwei überdimensionalen Konterfeis des Gründers und seines Schülers dieser Yogalinie zu blinzeln.

Zwar Zähne geputzt, dennoch ohne Morgenkaffee stolpere ich aus meinem Biohotel die etwa zehn Meter über den Hof in das Yogacenter, ziehe meine Schuhe aus und husche in den Saal. Alle Nonnen und Mönche sowie der Großteil meiner Miturlauber sitzen bereits vorschriftsmäßig zum Teil im Lotos-, zum Teil im Schneidersitz mit aufrechtem Rücken auf ihrem mitgebrachten Mediationskissen mit Blickrichtung zum Altar, natürlich mit verschlossenen Augen. Ich hocke mich auf die nächstbeste freie Unterlage und versuche eine bequeme Position mit verschränkten Beinen zu finden. Aber morgens um sechs ist es echt leichter gesagt als getan, seine ungelenken Nadja-Auermann-Stelzen abzuknicken und symmetrisch zusammenzufalten. Irgendwie gelingt es mir dann doch mit Drücken und Quetschen, und ich schließe die Augen. Ganz schön eng sitzen wir alle beieinander. Nach hinten wäre doch noch Platz, schießt es mir durch den Kopf. Vielleicht liegt es an diesem »wir sind alle eins« und damit auch ganz nah miteinander, aneinander, alle zusammen verbunden.

Haltung eingenommen – was aber mache ich mit meinen Händen? Ich lupfe förmlich unmerklich das linke Auge, um kurz bei meiner Nachbarin zu luschern, die ihre Flossen jedoch einfach flach auf den Knien liegen hat. Langweilig. Dann blinzele ich auf die andere Seite, und siehe da, der Kollege zu meiner Rechten verfährt ähnlich, hat aber zusätzlich mit Daumen und Zeigefinger einen Ring geformt und hält die Handinnenfläche nach oben. Ah, das Chinmudra – es begünstigt den Energiefluss. Gute Idee. Und sieht auch geiler aus. Das mache ich. Nach einem dreifachen Eröffnungs-Om führt der Mönch, der die Veranstaltung hier am Morgen offensichtlich schmeißt, ein paar kleine Atemübungen durch, darunter final auch, Kapalabhati, die Zwerchfellatmung, die einen stoßweise ein- und ausatmen und mich vor allem immer wieder beinah hyperventilieren lässt, erst recht bei der Taktung, die der Yogalümmel in Orange hier am frühen Morgen anschlägt. Nachdem mir schon ganz schwindelig ist und mein Kreislauf kräftig ackert, um die aufsteigende Wärme in meinem Körper zu bändigen, endet die

Einheit, und mein Freund verkündet eine nun anbrechende Stille von 20 Minuten. Dafür sollen wir uns auf den hellen Punkt zwischen den Augenbrauen konzentrieren und die Gedanken, die aufsteigen, einfach nicht bewerten, sondern weiterziehen lassen. So die Anleitung. Das ist alles? Fast. Er bietet noch die Alternative, es mit Zählen zu versuchen. Beim Einatmen innerlich Om 1 – Om 2 – Om 3 sagen, beim Ausatmen ebenso: Om 1 – Om 2 – Om 3.

Erster Akt

Ich schließe die Augen und suche zunächst erst einmal den besagten hellen Punkt. Da ist keiner. Vielleicht habe ich mich auch getäuscht, also versuche ich es noch einmal. Nein, wirklich, durch die Lider sehe ich keinen hellen oder goldenen Punkt. Ich sehe ehrlich gesagt überhaupt nichts. Extrem detektivstyle-technisch halte ich meine Augen zu dreiviertel geschlossen und erhasche dennoch über das letzte Viertel einen kleinen Eindruck, was die anderen im Raum gerade so tun. Bei meinem gewagten Einsatz enttäuschend wenig. Um nicht zu sagen: nichts. Auch der Mönch vorne – bewegungslos in eine Decke gehüllt. Kein leises Zucken, selbst die klassischen Huster und Nieser rühren sich nicht, trotz beachtlichem Pollenflug hier auf dem Land. Alle weg, alle woanders.

Ob die sich gerade ernsthaft einen Punkt im Kopf zusammenfantasieren? Blöd, dass man sich nicht beim Meditieren in eine Art Forum einloggen kann, um kleine meditative Zwischenfragen zu stellen. Würde mir auf Kommentarebene ja schon reichen.

Businji72 fragt:
»Hey, Yogapeople, wen featured ihr gerade? Goldener Strahl Energie aus hellem Punkt oder Tümpel ohne Wasseroberflächenbewegung – Naturstillleben? PN an mich oder einfach eins von beiden liken! Ciaosen und Namaste.«

Shiva85 antwortet:
»Namaste! Für mich ist es der helle Punkt. Er ist wie die Sonne. Kreisrund, goldgelb und seine Strahlen führen aus meiner Stirn in meine Brust. Ich höre, ich sehe, ich lasse zu. Ich nehme wahr und lasse zu. Versuch es auch mal damit!«

So in etwa. Besser wäre noch ein Live-Streaming in andere Köpfe hinein, in die man sich über eine Art »Remote Desktop«-Programm einklinkt und von seinem Kissen aus gucken kann, an was der andere gerade denkt beziehungsweise nicht denkt. Gibt es aber nicht, und das ist auch sicherlich gut so.

Zweiter Akt

Weil ja eben noch im Detektivstyle, schließe ich meine Augen nun wieder ganz und nehme mir vor, jetzt einfach an nichts zu denken und denke damit schon wieder. Nee, so geht das nicht, denke ich und will nicht mehr denken. Wie aber kann ich das verhindern? Ach, nein, nicht verhindern, das wäre ja schon wieder eine Art Bewertung. Denn nur weil ich es als »negativ« bewerte, will ich es verhindern. Doof. Ich schwenke geistig das weiße Fähnchen und lasse tatsächlich diesen Dissens einfach irgendwo im Schädel liegen. Dafür finde ich sowieso keine Lösung.

Ich lausche den Geräuschen der Natur, die von draußen begleitet von herrlicher Almluft in den Saal strömen: wildes Gute-Laune-Vogelgezwitscher, eine blökende Ziege, eifrig surrende und summende Insekten und irgendwo in der Ferne eingebunden in den Biolärm eine läutende Kirchturmuhr.

Und während ich mich so auf meinen Gehörsinn konzentriere, kriecht von unten, aus den müden Knochen der gekreuzten Beine eine lausige Müdigkeit durch den Bauch nach oben in den Kopf, die mein Lift ins Schlafland sein will. Doch ich halte unbewusst dagegen. Immer wieder wackele ich im Sitzen mit meinem Oberkörper, wie die allseits beliebten Schlafeumel im Flugzeug oder in der Bahn, die ihre Einschlafzeremonie liebend gerne mit einem unwillkürlichen Kopf-zur-Seite-Plumpsen bei analogem Speichelabstieg am zähen Faden zelebrieren. Vermutlich bilde ich mir die Wucht meiner Wackel-Elvis-Anfälle nur ein, doch plötzlich schrecke ich auf, als ich das Gefühl habe, im Sitzen umzufallen. Oder habe ich das nur geträumt? Ey, Mann, träumen? Das ist Meditation. Wie schmutzig bin ich nur, dass ich selbst die Jahrtausende währende Tradition der geistlichen Besinnung mit Einschlafszenarien schände?!

Dritter Akt

Wieder forme ich meine Augen zu extrem unauffälligen Charles-Bronson-Sehschlitzen – auch dies ein ungewollter Affront meinerseits der ehrwürdigen Meditationskultur gegenüber, aber ich darf mich ja nicht bewegen, um mir selbst auf die Finger zu kloppen – um mich zu vergewissern, dass ich tatsächlich immer noch da bin, worin ich bei Sonnenaufgang verschwand. Ja, bin ich. Und Freude trägt für mich normalerweise ein anderes Gefühlskleid. Nee, Christian, so geht das nicht. Das ist nicht Meditation, das ist Zeit totschlagen. Was ein Kack. Und wie lange sind eigentlich diese 20 Minuten? Hätte uns der Mönch nicht längst wieder wecken ... äh, also sorgsam aus der Meditation geleiten müssen!? Hilft ja nichts. Augen wieder zu und offen sein, für das, was da kommen mag. Und da kommt erst einmal ein »Aua«. Ich habe die Härte meines meinem Po nicht angepassten Meditationskissens unterschätzt. Aber wer hätte damals bei diesem spontanen Lustkauf im Buddhistischen Zentrum in Hamburg ohne Sinn und Verstand und aus blendender Laune heraus, weil der Vortrag über Buddha und die Liebe so zündete, jemals gedacht, dass ich seriös echte Lebenszeit auf diesem unbequemen Sitzsack verbringen würde? Ich nicht. Der untere Rücken, rechtsseitig, zickt herum. Und bei dem Nichtstun hier stürzt sich direkt meine komplette Wahrnehmung auf den Schmerz wie die Hafermilch auf den kaffeetrinkenden Veganer. Eieiei, was für ein unangenehmes Zwicken. Wie Nadelstiche. Aua! Soll ich die Meditation abbrechen? Ich meine, wer nicht angenehm sitzen kann, der kann doch nicht wirklich gut meditieren? Bringt man Meditieren eigentlich mit einem Adjektiv in Verbindung, wie »gut«, »supergeil«, »beschissen« oder »derbe«, oder meditiert man einfach vor sich hin – was ein wenig klingt wie vegetiert man ein bisschen vor sich hin –, also pur, klar, ohne ein Wie-Wort? Ach, egal.

Nein, ich gebe nicht auf. Wie mein Yogalehrer immer sagt: »Kein Ehrgeiz, aber ein bisschen anstrengen dürft ihr euch schon.« Das mache ich jetzt auch. Hey, es ist ja »nur« sitzen – aua!

Vierter Akt

Gut, ich probiere es mit der Zählmethode, die der Obermufti vorhin ausgegeben hat, und atme tief ein ... Ooom 1, Ooom 2, Ooom 3 ... dann wieder aus ... Ooom 1, Ooom 2 ... usw. Nach fünfmal ein und aus bin ich außer Atem, zu ungleich war die jeweilige Dauer des Ein- und Ausatmens. Plötzlich bekomme ich einen Schweißausbruch. Einfach so. Unangekündigt. Mein Herz rast, der Atem bleibt mir weg. Ich habe das Gefühl, keine Luft mehr zu bekommen, aus dem Takt geraten zu sein. Wann atme ich ein, wann aus, und warum funktioniert es gerade nicht wie sonst? Leichte Feuchtigkeit am Haaransatz. Körperlich komplett aufgewühlt versuche ich mich innerlich zu beruhigen. Aaalles gut, mein Junge. Cool bleiben, es ist überhaupt nichts los. Jetzt nur nicht die Fassung verlieren, auch wenn du hier gerade nicht rauskommst – Buddha, Jesus, Shiva und selbst die zwei Gründer des Yogaretreats sind bei dir! Von all den Mitmeditierenden ganz zu schweigen. Ach ja, Schweigen. Alles prima, gleich ist die Zeit bestimmt um. Zeit? Hallo Zeit? Ende? Nee, dann wohl doch nicht.

Mit der Stabilisierung des Atems rücken die ausgefallenen Körperfunktionen allmählich wieder zurück ins Glied. Die Stirn ist trocken, der Rückenschmerz samt hartem Po bei all der Aufregung vergessen, da weht es mir ein übel verfaultes Lüftchen um die Nase, bei dem ich mir nicht ganz gewiss bin, ob es ein würzig brauner Gruß von unten oder der gefühlte Zahnbürstentod auf leerem Magen mit Mandelsteinaroma ist. Es zieht von links auf und kann damit nur meine linke Nachbarin gewesen sein, die lang ausgeatmet und dabei vermutlich ihren Kopf in meine Richtung gedreht hat, ohne nur im Geringsten zu ahnen, welch »agent orange«-ähnliche Auswüchse ihr Oralausstoß hatte. Gut möglich, dass sie nur auf meine Unruhe reagierte. Doch solch ein olfaktorischer Anschlag trägt schon bestialische Züge und hat wenig von Ahimsa, der gelebten Gewaltlosigkeit im Yoga.

Erneut ringe ich um Atem, diesmal um frischen Atem, als der Mönch die schweigende Festgemeinde mit einem herzhaften Ooom weckt. Quatsch, befreit, Quatsch, langsam wieder ins reale Leben hievt. So ist es richtig. Und ohne Zwischenmoderation, wie zum Beispiel für einen klassischen Showablauf üblich, beginnt er auf einem indischen Harmonium zu spielen und ein Lied anzustimmen. Ich denke zunächst, es ist das melodische Ende eines ausgesessenen Alptraums, aber das ist es nicht. Es ist nicht das Ende. Es ist die Fortsetzung der Meditation per Gesang. Allerdings unter laxeren Bedingungen. Überall sehe ich sich streckende Menschen und sich bewegende Beine, nur wenige bleiben im Lotos- oder Schneidersitz. Die meisten holen die Beine im Zeitlupentempo mit leicht schmerzverzerrten Gesichtern wieder hoch und winkeln sie an, als würden sie in einer North-Face-Jackenwerbung am Lagerfeuer sitzen. Die Meditation mündet im Kirtan-Singen, dem Intonieren von spirituellen Liedern aus dem indischen und yogischen Kosmos – mir bis dahin völlig fremd, obgleich in meinem liebsten Yogastudio von allen das Anfangsmantra auch immer gesungen wird. Der kleine Unterschied zum Kirtan ist allerdings, dass der Schwerpunkt auf Wechselgesängen liegt. Einer oder mehrere singen vor, die anderen singen nach. Und dabei geht es richtig ab. Mit Harmonium und Trommeln werden da teilweise super eingängige Hits geschmettert, deren Sanskrittext zwar keiner der von der Meditation strapazierten Yogaurlauber versteht, aber doch alle kräftig mitsingen.

Ich glaube, es ist eine klassische Gegenbewegung, die sich da gerade abspielt. Wie das Pferd, das die Nacht über in der Box gestanden hat und nun völlig befreit, wie vom Hafer gestochen über die Koppel heizt und sich dabei möglicherweise wie Black Beauty fühlt. Oder – um einen Vergleich aus unserer Lebenswelt aufzugreifen – wie der keineswegs ausgelastete vierjährige Satansbraten, der zu Hause gelangweilt in jeder Ecke einen Brandherd zündet und nun in die abenteuerreiche »KidsWorld« mit Extremrutsche, Freeclimb-Klettergarten und Indoor-Motorbooten entlassen wird. So auch das Kirtan-Singen. Nach der Meditation heißt zwar vor der Meditation – aber jetzt wird erst mal gerockt! Ich bleibe hanseatisch verhalten, abwartend.

»Japa« nennt man es, nicht zu vergessen, wenn das Mantra, wie oben von mir beschrieben, gesungen wird. Japa und Kirtan sind echte Freunde und feste Stützen des »Satsang« (Umgang mit der Wahrheit), dem Sich-mit-anderen-Versammeln und dabei reden, zuhören, denken, schweigen, singen und meditieren, um am Ende höchste Einsicht zu erlangen.

Lied Nummer 2 – keine Ahnung wie der Song heißt – hat meines Erachtens wahre Hitqualitäten, was offensichtlich meine faulende Nachbarin auch so empfindet. Sie dreht fürchterlich auf und wabert mit ihrem Körper von links nach rechts, wobei sie ständig meinen linken Oberarm streift. Nerv! Zudem vergiften ihre Atemschwaden einen von mir grob überschlagenen Dunstkreis von etwa zwei bis drei Metern im Durchmesser. Um die zwölf Leute sind von ihrem Mundgeruch arg bedroht, wenn nicht gar durch ihre zirkulierenden Bewegungen, die eine perfide Ventilation verursachen, betroffen. Ich hoffe irgendwo auf eine Prise Altherren- oder getrockneten Nylonhemdenschweiß, die dem Kot-Fäulnis-Mix mutig entgegentritt und hoffentlich auch gegenwirkt. Aber so richtig will hier keiner riechen, oder bin ich selbst es, der hier riecht? Geduscht habe ich ja nicht …

Mit jedem Gassenhauer, die teilweise ausschließlich aus Namen von Gottheiten bestehen, dann aber doch auch komplexere Texte umfassen, lege ich die Nordmannkühle ab. Erst wippt der Zeh, dann der Kopf, bis schließlich meine gesamte Scham über Bord geht und ich dieselbe Erdumlaufbahn wähle wie die Stinkmorchel neben mir. Alles ist mir schnuppe, ich singe, wackele, wir alle tun das, und wir alle finden es toll. Jetzt verstehe ich den Erfolg des »Rudelsingens«, bei dem wildfremde Menschen sich einfach zum gemeinsamen Trällern von Hits treffen. Einer macht's vor, alle anderen nach. Der Text läuft auf einer Vidiwall – und wir schielen alle in unser Kirtanheft. Ja, die Yogatradition hat schon recht gehabt: Unser aller Bewusstsein hier wird von den Kirtans freudvoll erweitert und positiv beeinflusst, mit der Muffeule neben mir sogar pikant erweitert. Und ganz sicher sorgen die tönenden Sanskritsilben für eine Reinigung der Nadis (siehe hierzu das Kapitel »Tschakka-Chakren« ab Seite 107) und extrem positive Schwingungen.

Nach insgesamt 90 Minuten inklusive Meditation ist das stille Ein- und laute Auskehren vorüber. Meine erste hochoffizielle Meditation in meinem Leben ist ein sicherlich in meiner Erinnerung bleibendes Ereignis, wobei mir Part zwei besser gefiel als Part eins. Diese Meditation war der Auftakt, neun weitere sollten noch folgen, darunter auch ein meditativer Schweigemarsch und eine Bergmeditation. Und so viel sei gesagt, und das ist kein flacher Floskelsülzsatz: Es wurde von Mal zu Mal besser.

Die gefühlten Panikattacken traten zwar noch zwei-, dreimal auf, verschwanden dann aber abrupt, und es gelang mir, die schwierigste Übung überhaupt zu bestehen, nämlich meinen Geist zu beruhigen. Es ratterte nicht mehr die To-dos, Gedanken, Ängste, Ideen, Erinnerungen, und was einem sonst noch alles zwischen die Ohren schießt. Mein Geist hielt einfach mal die Fresse. Ich zählte meine Atem-Oms, ich hörte durch weit geöffnete Fenster die natürlichen Geräusche von draußen und, ja, auch die von drinnen. Den Furz vom Yogaopa, der bei der Meditation auf einem Stuhl ganz hinten in der Ecke saß, aber auch mein eigenes hungriges Magenknurren. Bewertet habe ich diese Dinge nicht. Nur wahrgenommen. Die ganze Kraft der Meditation kann sich natürlich nicht in einer Woche entfalten. Null. Aber sie lässt einen ahnen, dass sie jede Menge auf dem Kasten hat. Also: Schnauze halten, Augen zu, und an nichts denken. Ich füge dann mal noch hinzu: atmen und zählen nicht vergessen!

Auf die Plätze, fertig, los!

Was bedeutet Meditation überhaupt?

Meditation ist das Sich-bewusst-Machen und das Akzeptieren, dass wir ständig randvoll mit Gedanken herumlaufen. Der Geist rastet nicht, Pausen sind weder lila noch plangemäß, er hofft, fürchtet, will noch, hat vergessen, spinnt, sucht, diskutiert und diskutiert und diskutiert. Er funktioniert auf seine Weise, und diese gilt es durch Achtsamkeit zu verstehen. Also sollen die Gedanken die Bühne betreten, und wir schauen zu. Das ist der erste Step! Dafür stell dir bitte vor, dass wir alle im Kern Typen, Männer, Väter sind, die zwar oft, aber nicht immer nur das eine wollen. Wir suchen nämlich wie jeder andere auch Sinn, Klarheit, Weisheit, Ruhe, Gelassenheit, Ausgleich und so weiter. Und dieser Teil von uns, der in uns allen standardmäßig vorinstalliert ist, der guckt sich nun an, was da all die kleinen und großen Emotionen, die Angstgebilde, die Wutausbrüche, die Vergessenheit, die Perfektion oder die Wunschträume im Kopf so treiben.

Spannende und gute Unterhaltung für null Euro. Eine fiktionale Flatrate, die du dir zuschalten kannst, wann immer du willst! Netflix kann einpacken!

Je öfter du sie konsumierst, desto mehr wird dir klar, wie du tickst, wer du bist und was du wirklich willst. Dadurch lernst du allmählich, mit dir, deinen Gefühlen und Vorstellungen in Einklang zu kommen. Und das wird es dir zukünftig erleichtern, mit Veränderungen umzugehen, diese aber auch aktiv umzusetzen.

Jeder entscheidet den Sinn und Zweck der Meditation für sich selbst. Warum du meditierst, wozu du es brauchst, kann ich dir also nicht sagen, die Antwort kennst nur du selbst. Dass Meditation flexibel anwendbar ist, ist kein Geheimnis, und dass sie sich in vielerlei Hinsicht großartig auswirkt, auch nicht. Wozu wird sie im Allgemeinen genutzt? Zum Stress abbauen, um emotional stabil zu sein, private oder berufliche Beziehungen zu anderen zu verbessern, die eigene Persönlichkeit zu entfalten, immer voll im Augenblick zu sein, herausfordernde Ziele zu erreichen, weshalb auch gerne Leistungssportler oder Karrieretiger meditieren, und um überhaupt leistungsfähiger zu sein. Da der positive Effekt von Meditation mittlerweile in vielen Studien nachgewiesen werden konnte, wird sie auch im Rahmen schulmedizinischer Therapien gerade bei Stresserkrankungen eingesetzt.

Meditation: Der Praxis-Crashkurs

»Meditation ist nicht wollen, sondern geschehen lassen und empfangen!«

Es zählt nicht die Länge, es zählt die Technik – das wissen wir. Meditation ist auch Technik. Noch mehr aber Erfahrung! Wie im Yoga heißt es hier: Die Übung macht den Meister, um in der Meditation einen Weggefährten zu finden, der das Beste in einem fördert: nämlich sich selbst!

Auf zur Erleuchtung. Aber wie, wenn Papa mit geschlossenen Augen und leuchtender Birne auf dem Meditationskissen lungert, während die Kleinen um ihn herumtanzen, um ihn an einen imaginären Marterpfahl zu fesseln? Auch eine Art von Erleuchtung, allerdings vor Wut. Damit kommen wir direkt zum Thema »wollen und geschehen lassen«. Wir wollen meditieren, doch die Kinder machen uns einen dicken, fetten Strich mit Wachsmalstift durch die Rechnung. Geschehen, ja – aber lassen? Schwierig!

Klar, das geht nicht. Deswegen suche dir zunächst ein Zeitfenster in deinem Tagesplan, in dem du ungestört sein kannst, und sei es nur für wenige Minuten. Frei von Hausaufgabenbetreuung, Kindergarten-Bringdienst, Baseballspiel im Garten, Akkordwickeln oder Fläschchen drehen. Ruhe!

Auch wichtig: ein nettes Plätzchen. Ebenfalls leichter gesagt als getan, wohnen wir doch mit ein paar Lebewesen mehr unter einem Dach. Aber wag mal einen Blick auf die Uhrzeit: Vielleicht gibt es ja eine Spanne, in der keiner zugegen ist, und du dir frei deine gemütliche Meditationsecke aussuchen kannst? Gefunden? Dann los!

Im Yoga wird empfohlen gen Osten oder Norden zu meditieren. Der Osten steht im Gegensatz zur bundesdeutschen Auffassung im Yoga nicht für »Dunkeldeutschland«, sondern für das konkrete Gegenteil: Sonne, Licht und somit jede Menge Energie.

Der Norden steht indes für den Nordpol – der ist erst mal nur kalt und lässt an wortkarge, trinkfeste Menschen denken, aber der Norden ist auch die Himmelsrichtung der magnetischen Kraft, Stichwort: Kompassnadel! Und das finden reale Yogis energetisch so richtig gut. Die meisten von ihnen sind allerdings nicht engstirnig, sondern raten, sich einfach ein Plätzchen zu suchen, an dem Mann sich wohlfühlt und an dem Mann vielleicht neben der Behaglichkeit sogar schon eine gewisse Energie spürt. Wo man sie empfängt oder wohin man sie schicken will, dahin wird meditiert.

Dem Nord-Ost-Kurs lässt sich folgen – er lässt sich aber auch ignorieren. Kein Stress. Das ist in diesem Buch das Letzte, was wir wollen.

Mit dem Kissen an Bord – und ich hoffe, du hast ein herrlich bequemes Dreiecks- oder Halbmondteil, um auszuharren – verdrücken wir uns aufs Kuschelplätzchen und nehmen eine in erster Linie angenehme Position ein. Weder musst du den Typen geben, der heimlich den Besenstiel verschluckt hat, noch den mehrfach ausgezeichneten Medi-Marathoni, den Super-Hippster-Yoganer mit ausdefiniertem Körper und Vollbart, der sich förmlich zu einer lebenden, fleischlichen Meditation aufgeschwungen hat und nun die Profipose einnimmt. Wie auch immer die aussehen soll. Einziges »Nice to have«: Deine Wirbelsäule sollte vertikal, nicht horizontal verlaufen. Nicht, dass man im Liegen nicht auch herzhaft meditieren kann, aber die Gefahr, in dieser Pose als Schlafschlumpf zu enden, ist gerade bei übernächtigten Vaterkörpern klar zu hoch.

Aufrecht und bequem, das ist es. Du kannst dich auch an eine Wand oder einen Schrank lehnen oder auf einem Stuhl sitzen, Hauptsache du hältst es in der Position aus, ohne hin- und herzuruckeln. Vergiss Schneider- und Lotossitz, ja, gerne machen, aber die Pose steht nicht im Vordergrund. Lieber weniger Challenge, dafür mehr Power und Durchhaltevermögen. Bist du so weit eingerichtet, nimm die Batterie raus, und fahre das System runter – relax! Die Erdanziehung lässt dich am Boden kleben, dein Hintern sinkt ins Kissen, alles fällt ab. Bleibt Hinten schwergewichtig unten, richtet sich Oben fast von alleine etwas mehr auf. Das ist deine Basis, willkommen!

Den Kopf halte gerade, das Kinn nicht zu hoch, lieber devot als allzu provozierend und parallel zum Boden.

Schultern und Arme sind entspannt, der Nacken ist gestreckt. Wie meine Sitznachbarn im Ashram legen wir sorgfältig und achtsam die Hände ab. Hier haben wir diverse Lagermöglichkeiten.

Entweder:

Du legst die Hände einfach auf den Oberschenkeln ab.

Oder:

Du legst die Hände auf den Knien ab, mit den Handflächen nach oben.

Oder:

Du legst die Hände einfach in den Schoß mit deiner Lieblingshand obenauf – beide Hände zeigen nach oben.

Oder:

Du legst die rechte in die linke Hand, sodass sich beide Daumen berühren. Das ist nicht die »Merkel-Raute«, sondern das »Mudra der Meditation«, und beide haben sie eins gemeinsam: Sie kontrollieren den inneren Zustand.

Jetzt machen wir das Gesicht locker. Fahr mal die Zornesfalte aus der Stirn, und entspanne die zugekniffenen Lippen. Ah, das sieht doch gleich viel besser aus. Wie schön du bist! Das gesamte Gesicht wird weich. Die Zunge hat gerade und für die nächsten Augenblicke nichts zu tun, lass sie einfach liegen, wie die Unterhose im Badezimmer.

Wackle mit dem Unterkiefer noch mal kurz hin und her, sodass auch der Kiefer ein Peace-Zeichen senden würde, wenn er denn könnte. Die gesamte Anspannung im Gesicht ist damit verflogen. Lieben Gruß an die Kopfhaut, auch sie kann sich mal für einen Moment ausruhen. Flutschen wir zuletzt kurz nach innen: Lass deine Augen noch weiter in den Kopf sinken, und auch das Gehirn macht jetzt mal Päuschen.

Ready for Take-off!

Das erste Ziel der Meditation ist RUHE. Alles was im Kopf ungezügelt herumfliegt, kreucht und fleucht, diese permanent tobenden Gedankenwirbel, die unser Bewusstsein rauf und runter manipulieren und unsere hübsche Designer-Klarsichtbrille von Fielmann brutal vollschmieren, werden ein für alle Mal und jetzt auch wirklich beruhigt! Deeskalation in Stille. Und das nicht einmal digital, sondern analog.

Meditation führt zu einem anderen Blick auf das große Ganze. Sie birgt ein verändertes Bewusstsein, eine neue Wahrnehmung der Welt, in der wir leben, mit der wir uns umgeben. Keine Sorge, unsere Kinder sehen weiterhin so niedlich aus wie vorher, nur jetzt ist vielleicht der Abdruck ihrer auf ein Stempelkissen gedrückten und dann liebevoll an der Tapete abgerollten Hand nur noch halb so schlimm als noch vor der Zeit auf dem Kissen. Andere Wahrnehmung. Perspektivwechsel – verstehste!?

Das heißt, und das meine ich tatsächlich so pathetisch, wie ich es schreibe: Meditation wird, praktizierst du sie regelmäßig, dein Leben verändern. Wow! Ja, ganz schön dicke Fresse, ich weiß, doch so ist es.

Dazu vielleicht ein schönes Bild, das mir bei einer meiner Meditationen erzählt wurde: Stell dir ein Glas mit herrlich modrigem Brackwasser vor. Es ist vom Schöpfen noch ganz aufgewirbelt, dicke Dreckteilchen schwimmen wirr umher, die Suppe ist total trüb. Du stellst das Glas auf den Tisch und beobachtest, wie sich allmählich alles beruhigt. Die Teilchen werden langsamer, sinken zu Boden, das Wasser klart auf, während sich der Dreck unten im Glas sammelt. Das ist Meditation. Das klare Wasser, das ist unser klarer Blick, unsere ungetrübte Wahrnehmung.

Auf geht's in den Meditationsstil – Basic

Volle Konzentration und Aufmerksamkeit auf den Atem richten. Reguliere ihn nicht, sondern atme einfach, und versuche diese so selbstverständliche Atmung ganz bewusst wahrzunehmen. So als seiest du dein eigener Gast, der sich gerne beim Atmen zuguckt.

Simpel, oder? Was machen die Gedanken? Ha, sie bleiben. Natürlich. Du kannst sie nicht einfach wegatmen. Aber du kannst sie, so wie du deinen Atem beobachtest, auch aus der Distanz wahrnehmen, und wie du deinen Atem ziehen lässt, auch deine Gedanken ziehen lassen. Völlig wertfrei.

Ganz von alleine, vielleicht gleich bei deiner ersten Meditation oder eine der späteren Sitzungen, wirst du feststellen dürfen, dass sich die Gedanken mit dem Atem synchronisieren. Sie kommen, fließen einmal mit dem Atem durch den Kopf und deinen gesamten Körper und gehen dann wieder.

Die Atemzüge beim Ein- und Ausatmen lassen sich wie bei meinem ersten Mal auf dem Kissen mit dem Om-Zählen oder einem Mantra verbinden. Eine gelernte Jivamukti-Lehrerin aus meinem Yogastudio hat mir mal in einer Stunde den Tipp gegeben, mit dem universellen Mantra »Lass los« zu arbeiten. Beim Einatmen »lass« denken, beim Ausatmen »los«. Was du loslässt, weißt du im Zweifelsfall hoffentlich selbst. Den Stress, die Anspannung, aber auch falsche Vorstellungen und Hoffnungen. Das »Loslassen« säubert dein Visier, lässt dich spüren, dass wir alle miteinander verbunden sind, dass alles möglich ist und du jederzeit die Wahl hast.

Meditation als Einstiegsdroge

Zwei bis fünf Minuten täglich. Morgens auf ein Kissen setzen. Timer vom Smartphone (Flugmodus) stellen. Dann Augen schließen und zur Ruhe kommen.

Helles Licht – NEUE ENERGIE – einatmen,
dunkle Brühe – ALL DEINE SORGEN – ausatmen.

Starte die erste Woche mit zwei Minuten. Die zweite Woche mit drei Minuten usw. Ab der sechsten Woche mach aus fünf Minuten zehn. Und dann wirst du nicht mehr zurückwollen.

Meditation to go

Von wegen Ruhe zu Hause, ein Plätzchen suchen, Zeit haben – wie oft sind unsere Tage randvoll wie die Messibuden auf RTL2. Da lähmt sogar der reine Blick auf den Timetable. Doch Meditation kann auch mobil. Sie ist vollends alltagstauglich. Im Bus, in der Bahn, im Flieger, im Auto (als Beifahrer), in der Uni, im Meeting, in der Abendschule und natürlich auch im Büro.

Immer, wenn du das Gefühl hast, mit der Realität nicht mehr klarzukommen, im Kopf völlig irre zu werden, weil er bis obenhin vollgestopft ist und du vor lauter Pipiwindeln das Feuchttuch nicht mehr siehst, dann verfahre wie folgt:

Setze dich aufrecht hin, zum Beispiel am Schreibtisch oder im ICE-Sitz, und nimm achtsam deinen Körper wahr, spüre den Rücken an der Lehne, den Po im Sitz, die Füße, wie sie auf dem Boden stehen, die Hände, wie sie im Schoß oder auf dem Schreibtisch bzw. Klapptisch ruhen, und den Atem, wie er kommt und geht.

Bei (halb-)geschlossenen Augen verlängerst du nun die Phasen des Ein- und Ausatmens ganz bewusst, gehst also weg von der flachen und hin zur tiefen Atmung, die auch ein bisschen Baucharbeit von dir verlangt, drückst du nämlich mit den Muskeln den letzten Rest hinaus. Das tiefe Atmen sorgt für frischen Durchzug für deinen Körper, aber auch für deinen Geist, der dadurch klarer in seiner Wahrnehmung wird.

Die Bilder kommen und gehen. Du bist da, sitzt inmitten des Getümmels und bist ganz achtsam. Minutenlang atmest du tief und ganz bewusst ein und aus und stellst so eine Verbindung zu dem ursprünglichen Wesen in dir her. Und rechtzeitig bei Ankunft am Bahnhof oder zum nächsten Meeting findest du dich wieder im realen Leben.

Der Kniff bei dieser Meditation ist es, dass du sie wirklich jederzeit spontan praktizieren kannst. Einfach bewusst und aufmerksam tief ein- und ausatmen, feinsensorisch wahrnehmen, und schon lichtet sich der Nebel.

Sollten wir uns mal im ICE zwischen Hamburg und Berlin treffen, nicht wundern, wenn ich aufrecht mit gerader Kopfhaltung und mit geschlossenen Augen dasitze: Ich meditiere. Fehlt jedoch ein Detail, war die Nacht vermutlich dank meines kleinen Sohnemanns wohl eher hart und kurz, und ich schlafe. Bitte nicht wecken! Danke.

Alte Wunden

Über das Meditieren steigt mitunter auch alter Gefühlsmüll in einem auf, der sich im schlechtesten Fall als Trauma erweist. Das passiert nicht selten. Und da kannst du noch so sehr darauf hoffen, die Bilder mögen fortziehen – daraus wird nichts. Und das spürst du auch. Hier benötigst du definitiv Unterstützung von einem Seelenprofi, möglicherweise einem Psychotherapeuten. Sei hier also bitte ganz genau und vor allem gut zu dir.

Wandervogelmeditation

Was mich am Joggen neben der körperlichen Anstrengung und Schwungkraft so extrem begeistert, ist das mentale Abschalten und das damit verbundene automatische Gedankensortieren. Nach einem Dauerlauf ist die Birne wieder frisch, aufnahmefähig und energiegeladen. Die Kreativität ist zurück, das Blatt weiß – los geht's.

Das Laufen macht mich zu einem besseren Menschen, zu einem liebevollen Vater und empathischen Ehemann. Verstreichen indes bewegungslose Wochen, neige ich zu billigem Sadismus, flächendeckendem Pessimismus und grober Fahrlässigkeit im Umgang mit mir und anderen. Unschön und nicht ganz ohne. Denn ohne Joggen lege ich an Gewicht zu. Aber hier spricht nur die Eitelkeit eines Vierzigjährigen.

Umso mehr war ich erfreut, als der leitende Ashram-Mönch, der mich Tage zuvor meditativ defloriert hatte, eine der angesetzten, statischen Abendmeditationen in eine ambulante, stille Gehmeditation ummünzte. Es war mein letzter Abend vor der Rückreise nach Hamburg, und so empfand ich die spontane Planänderung nicht nur als eine willkommene Abwechslung zum stereotypen Tagesablauf, sondern auch als krönenden Abschluss eines bemerkenswert ereignisreichen Aufenthalts. Wir versammelten uns kollektiv nach dem Abendessen vor dem Meditationshaus, jeder mit Jacke bekleidet und sein Kissen bei sich. Da mein Sitzkoloss aus der Antike so schwer wie ein ausgewachsener Ochsenschädel mit Motorradhelm anno 1978 war, hing mir meine Umhängetasche fast am linken unteren Knöchel. Ein Rucksack wäre schlauer gewesen. Oder einfach eine Meditationsunterlage aus der Gegenwart.

Wie gehabt, gab es keine große Einführung ins Thema. »Stille Wanderung« lässt ja jetzt nicht so viele Fragen offen. Also stratzte der Obermönch vorneweg und wir alle, eine Gruppe von etwa 25 Holiday-Yogis plus drei, vier Nonnen hinterher. Teils nebeneinander, teils alleine und hintereinander.

Ich empfinde es als bizarr, neben mir nur gering vertrauten Menschen zu wandern und währenddessen kein Wort miteinander zu wechseln. Das ist wie Sex ohne Knutschen. Da fehlt doch was. Am Anfang fällt es zunächst gar nicht so schwer ins Gewicht, doch wenn erst einmal fünf Minuten vergangen sind, und man läuft so nebeneinanderher, ohne eine landschaftliche Herausforderung, wie zum Beispiel eine Steigung oder Ähnliches meistern zu müssen, dann wird's so ganz silbenfrei irgendwie peinlich. Weiß nicht. So ging es mir anfänglich. Ich war beschämt, mir war langweilig, und außerdem kam mir die Strecke von einem kleinen Spaziergang Tage zuvor mit drei, vier anderen aus der Gruppe bereits bekannt vor. Schöne Alm, schöner Berg, schöne Bank – wo ist die Kuh? Und können wir zurück?

Doch ich hatte etwas Entscheidendes übersehen, wofür ich im

Grunde genommen durch das entfallene Briefing nichts konnte: Das Gehen in der Stille sieht bewusstes Gehen vor und nicht lüsterne Pausenclowngespräche bei Heidi auf der Alm.

Ich mache es jetzt besser!
Dein Wandervogelmeditationsbriefing
(lieber ohne Anhang durchführen)

- Nicht nur du wanderst, auch deine Gedanken. Sie kommen, rasten, überholen, gehen, verschwinden, und schon an der nächsten Hütte lauern neue, oder die alten stalken erneut. Wie wir gelernt haben, nehmen wir sie achtsam wahr, enthalten uns jeglicher Bewertung – und tschüss!
- Du schaffst eine Verbindung zu deinem mentholfrischen Atem, der normal einzieht und verlängert auszieht.
- Variiere dein Wandertempo analog zu deiner Aufmerksamkeit auf den Rhythmus deiner Schritte und dem bewussten Gehen, dem Abrollen deiner Füße auf dem Boden.

Nach 15 Minuten, in denen ich gegen diese Wanderung innerlich aufbegehrte, konnte ich mir einen pseudomeditativen Zugang selbst erarbeiten und lauschte dem Zwitschern der Vögel, frönte dem Tanz der Tannen im Wind und ließ mich vom dem sich anbahnenden Airbrush-Gemälde-Kitsch der sinkenden orangefarbenen Abendrotsonne erwärmen. Auf meinen Atem richtete ich dabei weniger Aufmerksamkeit.

Instinktiv lag ich aber mit dem Genuss der Pracht der Fülle der Natur gar nicht mal so verkehrt, es gab ja auch nicht so viele Alternativen.

Die Gehmeditation gerade in gefühlt unberührter Natur ist natürlich mit einem Sicheinlassen auf deren Schönheit versehen. Über nichts nachgedacht, nur betrachtet – und schon ist all der Quatsch im Kopf bereits nach kurzer Zeit wie weggeblasen, und neue Kraft wird spürbar.

Oder wie bei meiner Wandermedi: die Verführung.

Denn nach 30 Minuten, wir stiegen gerade im Pulk eine kleine Böschung hinab, begegneten uns zwei flotte Hundebesitzerinnen auf ihrer Abendrunde. Offenkundig überrascht von dem Schweigemarsch blieben sie stehen und trällerten just in dem Moment, als ich auf ihrer Höhe vorbeischlenderte freundlich im Duett: »Guten Abend!«

Wie-so ich? dachte ich nur. Ich hätte ihnen von Herzen natürlich einen selbigen gewünscht, sie auch umarmt oder mit ihnen Hand in Hand die psychopathische Tantragruppe aus dem Biohotel besucht, aber den Regeln der Veranstaltung gehorsam, warf ich ihnen lediglich einen irritierten Blick zu, der schließlich wieder zurück auf den Boden glitt. Muss man auch mal machen, bei vollem Bewusstsein und Augenkontakt ohne ein Wort an jemandem vorbeigehen. Mir war's neu.

Wenn ich heute auf die frivole Idee komme, von meinem Büro auf St. Pauli an der Elbe entlang direkt nach Hause zu spazieren, dann ist das zum einen extrem weit, zum anderen eine Gehmeditation zweifellos der exklusiven Art und Weise. Sie pustet die Regale im Oberstübchen frei, wenn ich erst mal Schritttempo,

Atem und das Verarbeiten der Eindrücke in Einklang gebracht habe. Ich bin jedoch bei meiner guten Kinderstube geblieben und unterbreche sie, wenn mir jemand über die Füße stolpert, den ich kenne. Die mühsame sozial-emotionale Nachbearbeitung des Kontaktes nach meditativer Ignoranz eines Bekannten oder Freundes ist mir zu aufwendig.

Naturmeditation

Unsere Wanderung hatte natürlich ein Ziel: eine Alm, von der wir den perfekten Blick auf die Alpen erleben sollten. Wie vor einer Fototapete starrten wir auf die sich vor uns erhebenden majestätischen schneebedeckten Felsen. Und nun brach der zweite Teil der Meditation an: die Naturmeditation mit Blick auf die Berge. Das Ziel: sich dem Moment, dieser aufkeimenden Demut hinzugeben und ganz und gar in der Gegenwart zu sein. Stört dennoch mal ein Gedanke, kurz überholen lassen und wieder zurückkehren. Diese Meditation lässt sich auch hervorragend zu Hause vor einer Pflanze oder im Garten abhalten, alternativ in einem Park.

Und diese Medis gibt es noch

Im Liegen: Wir kennen die Totenstellung aus dem Yoga, die schon dem Namen nach unweigerlich die Gefahr des Einschlafens in sich trägt. Bei mir auf jeden Fall. Es gab bislang nur wenige Yogastunden in meiner jungen Yogikarriere, in denen ich nicht im Savasana fast oder gar vollends eingeschlafen bin. Da ich Yoga im Kurs zumeist abends abspule, spüre ich nach 90 Minuten trotz Belebung, Öffnung und Dehnung die Erschöpfung des Tages und tänzele weitgehend mental am Eingangstor von Schlummerland. Es sei denn, meine Lehrer entlassen uns nicht in die liegende Meditation, sondern leiten einen Bodyscan an. Doch der Reihe nach. Die richtige Position: hinlegen, die Arme im 45-Grad-Winkel vom Körper weg ausbreiten, die Beine hüftbreit legen und die Füße zur Seite fallen lassen. Kopf noch einmal nach links und rechts rollen, ohne ihn anzuheben, dann wieder gerade halten. Sei sicher, eine Position gefunden zu haben, die du nicht mehr veränderst. Schließe nun die Augen, und gehe zur ruhigen Bauchatmung über. Dabei hebt sich die Bauchdecke, wenn du einatmest, die Luft strömt in den Bauch und verteilt sich dann in der Lunge. Mit der Ausatmung zieht sie wieder ab, und der Bauch sinkt. Wird der Bodyscan jetzt angeleitet, dann klingt das in etwas so: »Du entspannst deine Zehen, deine Fersen, deine Knöchel, deine Fußsohlen … dein gesamter Fuß ist eeeeeeeeeeeennnntspannt!« Und so geht es von oben, vom Scheitel aus, bis nach unten in den kleinen Zeh, Mehr oder weniger jedes Körperteil und selbst die Organe werden anmoderiert und besprochen – glücklicherweise meistens gleich mehrere in einem Schwung, sonst würde man dort ja tagelang rumliegen. Und so entspannst du tatsächlich alles, was an dir dran und in dir drin ist.

Hast du keine Bodyscan-Anleitung – es gibt auch viele bei YouTube oder online zum Download –, kannst du es auch selbst machen. Wie gehabt in Stille.

Mit einem Bild: Intensiv blicken wir auf ein Bild, das uns gefällt, und lassen uns von den Farben, Formen und den kleinsten Details hineinziehen. Tauchen Gedanken in dir auf, kehre zurück zur reinen Betrachtung des Bildes.

Mit Musik: Schöne ruhige Instrumentalmusik auflegen und der Melodie feinsinnig lauschen. Höre achtsam auf jeden Ton, jedes Instrument, den Verlauf – bleib dabei immer bei den Klängen und sauge sie mithilfe deines Atems ein. Lass die Musik deinen Körper durchströmen, und komme bei Traumgefahr oder Gedankenanmarsch zurück zur Musik.

Und wem das alles zu viel Riesenbuhei ums Meditieren ist, der sollte es mit einer von mir sehr geschätzten, hochverehrten Super-Coaching-Expertin und Buchautorin, Prof. Dr. Brigitte Witzer, halten, der ich von meinen Meditationserlebnissen eines Nachmittags berichtete und die dazu nur meinte: »Wenn du deinen Kopf freikriegen willst, dann tut's ein herkömmlicher Spaziergang auch.«

Na. Danke, dass du trotzdem das ganze Kapitel gelesen hast. ☺

»Yoga digitale« – Online-Yoga im Selbstversuch

Das analoge Yoga im Gruppenkurs ist ein regelmäßiger und fester Bestandteil meines Lebens geworden. Im allerbesten Falle, und wenn ich tatsächlich für längere Zeit in Hamburg bin, schaffe ich es immerhin zweimal die Woche, mit etwa 20 Gleichgesinnten zu yogaen. Der Zeitaufwand ist aber nicht ohne. Hinfahren und Parkplatz suchen – das dauert locker 30 Minuten. Eine Weile vorher da sein, um in Ruhe anzukommen, umziehen, Platz einrichten – noch mal 20 Minuten drauf. Dann 90 Minuten Yoga vom Feinsten und anschließend kurz ein kleines Glas Zitronengrastee auf den gelungenen Kurs, dazu ein bisschen Apfel mit Kokosstreuseln und Rosinen als kleiner Energielieferant. Summa summarum: fast drei Stunden.

Dann schnell zurück nach Hause, Hanna was vorsingen, mit Rufus je nach Mittagsschlafpensum vielleicht ein kleines Sonderschichtchen spielen und allen schlafbereiten kleinen Häuptern gute Nacht sagen.

Das könnte ich auch etwas weniger stressreich haben, indem ich kurzerhand in ein näher gelegenes Yogastudio wechseln würde, ich weiß. Aber meine Yogalehrer sind wirklich ganz besonders, und ihr so atmosphärisches und liebevoll geführtes Studio ist für mich der ideale Ort. Von daher: no way. Ich nehme es gerne in Kauf.

Und nebenbei: So unpraktisch liegt das Studio gar nicht, nämlich auf dem Weg zu meinem Büro. Das heißt, zumindest mein Hin- oder Rückweg ist immer ein Katzensprung.

Zwei Yogakurse die Woche, wenn überhaupt, sind schön und gut – doch was tut der Yogi nur an den verbleibenden fünf Tagen?

Vor meiner Yoga-intensiv-Phase war es Laufen. Im Zwei-Tages-Rhythmus. Oder Yoga mit Ursula K. Aber es kann ja nicht immer Uschi sein, der ich nachsteige, oder!? Und auch nicht Bärbel oder Esther. Also rein ins Netz, und siehe da: Auf Anhieb finde ich jede Menge Online-Yogastudios.

Neben den weitgehend kostenlosen, da über Spenden finanzierten Seiten **Yogamour.de** und **DoYogaWithMe.com** gibt es diverse Online-Bezahl-Yogastudios, wie zum Beispiel **Yoogaia.com,** das erste Live-Online-Yogastudio (englischsprachig), **PerfectYoga.de, NewMoove.com, Yogamehome.de, YogaRaumOnline.de, PowerYogaGermany.de** (Videos) oder **yogaeasy.de.**

Bei den meisten Anbietern lässt sich eine Testwoche oder ein Testmonat abschließen und somit ausprobieren, ob Angebot, Aufbereitung und Style zu einem passen. Das sieht alles wirklich sehr verlockend und verheißungsvoll aus. Ich kenne zwar persönlich niemanden, der ernsthaft mit Onlinekursen Yoga praktiziert, aber wer kommt schon in den Genuss mit angesagten Lehrern wie »Lady Yoga« Anna Trökes oder Nationalmannschafts-Yogalehrer Dr. Patrick Broome zu dehnen!? Cool und definitiv 'nen Versuch Wert. Ich teste!

Nach kurzem intensivem Check entscheide ich mich für yogaeasy.de – von Brigitte.de zu den »Besten« gekürt, da hier alles stimmen soll: Auswahl, Videoqualität, Bedienung, Toplehrer, viele nette Zusatzinfos und kleine Gimmicks wie »die kleine

Yogapause«. 16 Euro kostet die Eintrittskarte für einen Monat. Springt mich an, wirkt gefällig!

Das Registrieren ist schnell erledigt: Name, Adresse, E-Mail, Passwort und Kontodaten – schon zwei Minuten später bin ich Mitglied. Nun kann ich mir alles reinziehen, was auf der Plattform so geht.

Mein erster Eindruck: »Bedienerfreundlich« – stimmt! Ich kann nach Dauer, Übungslevel, Anstrengungsgrad (von ruhig bis schweißtreibend), Yogastil, selbst nach Lehrer und Studio filtern.

Über das Menü lassen sich außerdem die Namen aller Yogalehrerinnen und -lehrer anklicken und deren Viten studieren. Ich kann mich informieren, welche Yogaevents in Kürze bundesweit stattfinden, oder mich einem mehrtägigen Spezialprogramm anschließen. Gerade im Angebot: »Detox mit Yoga«, ein »Anusara«-Anfängerkurs – aha! Und einen Einsteigerkurs für Yogawelpen gibt es auch.

Im Magazin finde ich Trainingspläne, Reise- und Buchtipps, aber auch viele Artikel zu den Themen »Ernährung«, »Atemübungen«, »Achtgliedriger Pfad des Yoga«, »Wann ist meine Yogazeit?« oder »Yogaübungen zur Stärkung des Immunsystems«.

Genug Lesefutter, also los jetzt. Ich bin ja nicht nur zum Schmökern hier, zumindest nicht jetzt. Ich halte kurz inne in meinem Souterrainbüro zu Hause – keine Geräusche von oben. Alle scheinen ausgeflogen zu sein. Ich schleiche die Treppe hoch und rufe verstohlen: »Hallo?«. Nix! Strike! Schnell spurte ich zurück, schnappe mir meine Yogamatte und düse in den ersten Stock, in Hannas Zimmer. Da ist keine hängende Deckenlampe, an die ich mit ausgestreckten Armen stoßen könnte.

Ich rolle die Matte aus, schlüpfe in Baumwoll-Sportbermuda

und T-Shirt, schiebe den Laptop heran und lege mich bäuchlings auf die Matte: Welcher Kurs wird meine Premiere sein? Ich flattere von Stil zu Lehrer und Dauer, und halte es schließlich nach zehn Minuten für sinnvoll a) so schnell wie möglich anzufangen, bevor die Bagage zurückkehrt und b) jemanden auszuwählen, der mir zumindest namentlich recht gut bekannt ist, und auf dessen Art und Weise Yoga zu lehren ich einfach gespannt bin: Dr. Patrick Broome. Na los! Der Weltmeister-Yogalehrer. Ich kann mir seine »Yoga für alle«-Session im Jivamukti-Stil in voller Länge geben, muss dafür aber einen höheren Schwierigkeitsgrad in Kauf nehmen, als bei der halbierten Kurzversion. Ich will jedoch mit einem Erfolgserlebnis in meine digitale Yogakarriere starten und lasse mich auf die Schrumpfversion ein.

Der Doktor trägt wenig, lediglich eine Sporthose. Seine Partnerin auf der Nachbarmatte gibt sich auch luftig in Leggins und Sporttop. Kein Wunder, ich vermute das Video ist irgendwo auf der Südhalbkugel oder mindestens im Mittelmeerraum aufgezeichnet worden.

Da es sich wie erwähnt um die gekürzte Fassung handelt, wird auf das übliche Ankommen und Atmen verzichtet. Es geht gleich in die Vollen!

Die Herausforderung der Online-Yogapraxis liegt sicherlich darin, den Ablauf von unbekannten Programmen in mitunter stilfremden Disziplinen zu meistern. Ein anderer Lehrer, ein anderer Yogastil, dazu der Anspruch, die korrekte Position einnehmen zu wollen, bei gleichzeitiger Synchronisierung der Atmung. Und nicht zu vergessen, immer mit einem Auge am Bildschirm klebend – das verlangt einem jede Menge Konzentration und Koordination ab.

Meine Uschi-Einheiten habe ich schon so oft gemacht, die spule ich auch ab, wenn du mich nachts um 2 Uhr aus dem Bett klingelst. Ihren Anweisungen muss ich höchstens noch lauschen, sehen muss ich nichts. Und so komme ich bei meiner Premiere schnell zu der *Erkenntnis, dass es sicherlich gescheit gewesen wäre, sich mal die 35 Minuten Broome-Yoga durchzushutteln, um zu erfahren, was einen da erwartet, bevor man gezwungen ist, seinen Kopf ständig zum Monitor zu drehen.* Wie ich!

Aber, na klar, das dauerte mir *natürlich* zu lange. Unrealistisch. Zeitverschwendung.

Der Meister spricht mit sanfter und ruhiger Stimme. Der Tonfall ist Programm. Sonderlich schweißtreibend ist es nämlich nicht, doch seine Asanas-Komposition ist ein Stück weit fummeliger und komplexer, als ich sie bis dato im realen Kurs und von meiner »Haus-und-Hof«-DVD gewohnt bin. Ich gebe mir wirklich größte Mühe, die Vorbeugen, in die er schlaksig elegant und mit Finesse reinflutscht, auch nur annähernd erhaben einzunehmen. Doch dort, wo er offensichtlich in der Lage ist, puddingweich seinen Oberkörper auf die Beine abzuklappen, fühlt es sich bei mir an, als würden bei dem nächsten auch nur kleinsten Hauch einer Bewegung alle meine Muskeln und Sehnen gleichzeitig zerreißen. Funktioniert nicht. Funktioniert so gar nicht. Auch die nächsten zwei Positionen sagen mir nur bedingt zu. Und allmählich ereilt mich das unwohle Gefühl, mich vielleicht ausgerechnet bei meinem digitalen Einstieg ins Business etwas verkalkuliert zu haben. Hier wollte einer mit den großen Fischen schwimmen und landet im Goldfischglas. Frustrierend!

Erkenntnis: Lieber »leicht« mitmachen können als »mittelschwer« nur Grenzen aufgezeigt bekommen.

Ich freue mich, als der Doktor sich mit seiner Kollegin schließlich ins Savasana verabschiedet, und lege mich auch auf meine Matte. Keiner spricht. Weder er noch ich. Wir liegen beide einfach so da, und ich frage mich, ob er es mir wohl signalisieren wird, wenn Savasana vorbei ist!?

Hätte er vielleicht. Doch nach einem mehrminütigen Nickerchen schrecke ich auf und stelle fest, dass das Filmchen vorbei ist. Huch!

Na gut, fürs erste Mal war es doch ganz okay, tröste ich mich nach dem abrupten Ende. Mein Körper fühlt sich trotzdem gut und leicht an, und mal eine andere Art Yoga zu praktizieren kann ja nicht schaden. Ganz im Gegenteil. Es fasziniert mich. Ich will mehr!

Die Auswahl im Onlinestudio ist überwältigend. Und das Gefühl, all diese Kurse, wann und wo ich will, einfach belegen zu können, beflügelt mich total.

Nur einen Tag später entscheide ich mich mit Blick auf meine zwei Mini-»Weizenwampen«-Bauchspeckröllchen – und wir wissen alle, das hat eher was mit komischer Ernährung als mit mangelndem Sport zu tun – für »Yoga für einen flachen Bauch«. Heftige 30 Minuten, denen ich fantastisch folgen kann, und die für ordentlich Remmidemmi in meiner durchaus vorhandenen Muskulatur unter dem warmen Bauchfleisch sorgen. Selbst meine anschließenden Lachflashs werden von fürchterlichem Bauchmuskelkaterjaulen begleitet. Hahaha … auuaauauau! Hochmotiviert durch diesen Erfolg, nehme ich gleich in den ersten zwei Yoga-Online-Wochen noch mehr Fahrt auf und biedere mich in sämtlichen Yogastudios der Nation Toplehrern an. Mal hüpfe ich zu Cornelia Köster in den Kurs und stelle eine herrliche, 22-minütige-Power-Yoga-Choreo nach, dann treffe ich den Berliner Yogi Valentin Alex auf eine Runde »Yoga statt Espresso – Der Morgenkick, auch ohne Coffein«. Und dass der wirkt, weiß ich, seitdem ich an diesem Espresso genippt habe.

Bei den meisten Yogalehrerinnen und -lehrern gefallen mir die klaren Anweisungen, die exakten Beschreibungen, worauf zu achten und wie zu atmen ist. Darüber hinaus mag ich es, dass viele ihre Stunden mit guten Gedanken versehen und diese auch teilen. Yogaphilosophische Statements, wie etwa »Jeder macht Yoga, wie es ihm möglich ist. Es gibt kein Vergleichen. Es gibt kein Besser und Schlechter – es gibt nur Machen.« kräftigen mich »en passant« auch mental und halten mich bei Laune und auf der Matte.

Auch in der dritten Woche bleibe ich euphorisch, erleide allerdings erneut Schiffbruch, diesmal mit Yoga-Ass Young-Ho Kim. Herrlich ästhetisch gefilmt, Sonnenschein, Klippen, blaues Meer – es ist, als träfen wir uns im Urlaub am Strand zur ganz privaten Yogastunde. Nur, dass er seine Hausaufgaben gemacht hat, und ich nicht. Ich ächze bereits nach zehn Minuten. Wenig später japse ich so sehr nach Luft, dass ich wohl oder übel einsehen muss, dass ich seine Gummimensch-Flexibilität einfach nicht aufbringen kann. Doch irgendwie will ich mich nicht geschlagen geben. Blödsinnig, oder? Zumal ich ja gerade eben noch davon geschwärmt habe, wie sehr mich die Yogamotivationsfloskeln beglücken. Aber Ambitionen habe ich trotzdem. Ich will mich weiterentwickeln. Und so hampele ich mehr schlecht als recht durch Young-Hos Übungen in der Hoffnung, dass all die Mühe zumindest in einem sich anschließenden guten Körpergefühl mündet. Doch ich werde eines Besseren belehrt. Und zwar von Hanna. Von meiner Hanna.

Da ich mich für mein Yogastündchen ausgerechnet in ihr Zimmer zurückgezogen habe – Stichwort Deckenhöhe –, muss ich natürlich davon ausgehen und damit leben, dass sie es zwischenzeitlich »mal« aufsucht und reinkommt. Nur, alle drei Minuten?

Erst holt sie DAS Kuscheltier. Dann kurze Zeit später noch ein, zwei, drei andere »befreundete« Kuscheltiere. Die dazugehörige Leine, na klar, die darf auch nicht fehlen. Sie wird beim nächsten Besuch eingesackt. Und: das Papphaus! Wo sollen die Kleinen sonst drin schlafen?! Ganz vergessen, das muss sie natürlich ebenfalls noch aus ihrem Zimmer holen ... Wäre es nicht meine eigene fünfjährige Tochter, würde ich glauben, sie arbeite entweder für die Redaktion von »Verstehen Sie Spaß?« oder für »Zapf-Umzüge«.

Mit ihrem andauernden Rein und Raus bringt sie mich zur Verzweiflung. Und während Young-Ho noch 'ne Schippe drauflegt, quatscht sie mich immer öfter voll. Das ist Stress pur und mein persönlicher Multitasking-Offenbarungseid. Es macht einfach keinen Sinn, ihm weiter zu folgen, und so breche ich meine Stunde ab, rolle die Matte ein und lasse ihn kaltherzig am Strand stehen ... Ich komme zurück, Young-Ho! Und dann werde ich auch nur eine Badehose tragen!

Ich muss gestehen: Ich bin ein Mensch, der anfangs immer extrem abgeht. Erst nach und nach schleicht sich bei mir ein »Normal« ein. Zuvor aber gilt: Ganz oder gar nicht.

Mit der Onlineofferte begann ich tatsächlich jede freie Minute mit einem Klick in Yogazeit zu verwandeln. War niemand zu Hause, rollte ich sofort die Matte aus und turnte. Im Verlauf des Testmonats hätte sich meine Welt nur noch um Yoga und Kinder drehen dürfen, so habe ich das Daueryogaangebot genossen. Und irgendwie tat sie das auch. Einen kontinuierlichen Arbeitsalltag gab es nicht mehr. Auch während des Jobs legte ich nämlich bei jeder sich bietenden Gelegenheit eine kleine Yogapause ein. Es ging sogar so weit, dass ich vor lauter Yogalust und Angst vor einem möglichen Entzug den regelrechten Druck verspürte, meine tägliche Yogadosis krampfhaft in den Tag mit einbauen zu müssen.

Meine unweigerliche Erkenntnis: Offensichtlich machen nicht nur »Facebook«, »YouTube« bis »-Porn« und »World Of Warcraft« süchtig – nein, auch Digital-Yoga.

Nach mehr als der Hälfte des Probemonats war das neue »Spielzeug« nicht mehr neu, sondern gut ab- und durchgespielt. Automatisch nahm mein innerer Druck, allzeit die Matte ausrollen zu müssen, rapide ab, meine Lust auf Yoga hatte sich auf ein Normalmaß reduziert. Wir kennen das aus unseren Partnerschaften.

Ich war in einem Gleichgewicht zwischen Real-Yoga- und Digital-Yogastudio angekommen, hatte meine drei, vier Pappenheimer gefunden, deren Stunden ich regelmäßig mit Vorliebe morgens frequentierte, und experimentierte an den Wochenenden mit neuen, anderen Stilen, die ich immer schon mal ausprobieren wollte.

Auch füllte ich plötzlich auftretende kleine Zeitfenster nur dann mit spontanen Yoga-Einheiten, wenn ich einen direkten Nutzen daraus ziehen konnte, und nicht mehr aus purer Neugier. Eine kurze Yogapause mit ein, zwei Sitzübungen für einen neuen Konzentrationsschub oder für eine Ganzkörperdehnung und Hüftöffnung nach etlichen Stunden vor dem Computer wurden mir dadurch wichtiger als ein neuer Becher Kaffee.

Aus einem Testmonat wurden insgesamt drei. Erst als wir in den Familienurlaub nach Frankreich düsten, setzte ich aus. Digital-Yoga ist nach wie vor Bestandteil meiner Praxis. Je nach Lust und Zeit löse ich zu Beginn eines Monats ein Ticket und reichere mein Programm damit an.

Ein kurzes abschließendes Fazit: Digital-Yoga ist eine super Alternative zum Real-Yoga im Kurs und außerdem eine prima Begleitung, um am Ball zu bleiben. Mitunter befindet sich auf einigen Plattformen das absolute Who-is-Who der Yogalehrer. An solchen Kursen teilnehmen zu dürfen ist inspirierend, fordernd und macht irre Spaß.

Und aus eigener Erfahrung noch mal der kleine Tipp: Lieber leichte Schwierigkeitslevel wählen und gut mithalten als die Latte zu hoch legen und schnell frustriert sein.

Und: Digital-Yoga ersetzt nicht die Yogastunde mit einem Lehrer direkt neben sich, der auch mal die Position korrigiert und nützliche individuelle Tipps gibt.

Atemlos durch die ...

Eine alte Yogiregel besagt:
Unruhiger Atem, unruhiger Geist.
Ruhiger Atem, ruhiger Geist!

Unser Helenchen hat ihn bekanntlich im Rausche der Nacht verloren, nun ist es Zeit über *deinen* Atem zu sprechen.

Der Geruch ist sekundär, und doch, sollte dir im Selbsttest seine gammelige Note auffallen, erfährst du einen der rar gesäten Momente, indem du ihn überhaupt wahrnimmst. Was immer noch besser ist, als wenn dich jemand anderes darauf aufmerksam macht. Auch beim Sport, beim Sex oder dank Husten und Schnupfen verhindertem einwandfreiem Atmen ergibt sich die seltene Gelegenheit, ihn mal wieder zu treffen. Das war's dann aber auch. Ansonsten setzen wir unseren Atem einfach stumpf voraus. Ich lebe ja, also ist er auch da. Stimmt, doch unser Atem ist viel mehr. Er ist unser Freund, der wie ein Hausmeister das Beste aus dem Laden rausholen kann. Über ihn können wir unsere Wucht an Gefühlen regulieren, die pausenlos auf unseren Geist einwirken, und ihn ganz wuschig machen. Alles, was wir dafür benötigen, sind ein paar Minütchen Zeit für die bereits erwähnten Atemübungen, auch Pranayama genannt.

Prana

Prana ist DIE gigantische Lebensenergie, die in allem überall vorhanden ist. Es belebt universell jegliche Materie, kommt in der Luft, im Wasser, im Essen und im Sonnenlicht vor und lässt sich leider weder rausfiltern, anfassen und irgendwie angucken noch für schlechtere Tag in ein Weckglas füllen. Die einzige Möglichkeit, Prana für uns sichtbar und spürbar zu machen, ist unser Atem. Wir nehmen Prana über Wasser, Nahrung und Luft auf und verteilen es im ganzen Körper mit Pranayama.

Pranayama regelmäßig – ohne Arzt und Apotheker zu fragen – angewandt, und wir bekommen spielend leicht in jeder Lebenssituation unseren Atem in den Griff. Und, was noch mehr Sex-Appeal hat, wir lösen Verstopfungen und Blockaden in den Nadis, unseren winzigen Prana verteilenden Energiebahnen (siehe hierzu auch das Chakren-Kapitel ab Seite 107), die nicht nur unseren gesamten Körper durchziehen, sondern auch unsere Aura, eine Art Energiefeld, erzeugen.

Dank einer Runde Pranayama zirkuliert die Energie wieder frei und sorgt für einen gesunden Geist und Körper.

Das Pranayama gehört zum Yoga wie das Dauergrinsen zum Standardtänzer. Wie du schon weißt, kontrollieren und regulieren wir über das Pranayama den Atem, indem wir unser gewohntes Atemmuster – nämlich ihn gar nicht erst wahrzunehmen – durchbrechen, und ihm mit der Übung all unsere Aufmerksamkeit schenken. Dadurch schaffen wir es, voll im Moment zu sein, Stress abfallen zu lassen und unsere dampfende Hirnmaschine zu entspannen.

Wie wir über den Atem an den Geist gelangen, können wir im Umkehrschluss beobachten und wahrnehmen, wie Gefühle sich auf unseren Atem auswirken. Streit, Trauer, Wutausbrüche oder das Gefühl, ungerecht behandelt zu werden können unseren Atem rasen lassen. Ein gutes Buch, gechilltes Abhängen im Strandkorb, und unser Atem ist so bedenklich ruhig, dass wir uns in den Arm zwicken müssen, ob wir noch lebendig warm oder kalt wie ein Zombie sind.

Auch wer schon mal so eine richtig deftige Panikattacke erlebt hat, die mit »Wie-schaffe-ich-das-bloß-alles-Gedanken« für Atemnot oder Schnappatmung gesorgt hat, weiß, unser Atem funktioniert wie eine Art Verbindungstool zwischen Körper und Geist.

Die im Folgenden detailliert erklärten Übungen trainieren unsere Atemmuskulatur, aktivieren das komplette Lungenvolumen, pusten die Toxine raus, steigern unsere Sauerstoffversorgung und reduzieren den Kohlendioxidgehalt im Blut. Unsere Nerven werden gestärkt, der Geist entspannt, sodass wir mit erhöhter Konzentration zu unserem Tagewerk zurückkehren. Prana prescht durch die Nadis und Venen, wir fühlen uns ganzheitlich erfrischt und gestärkt.

Pranayama ist für mich wie ordentliches Durchlüften. Stell dir einfach vor, wie du zu Hause alle Türen und Fenster aufreißt, um die alte Luft ziehen und die neue hineinwehen zu lassen. Durchzug, Frische, neue Energie. Von Stress keine Spur mehr.

Das Pranameter richtig lesen

Randvoll mit Prana sind wir lebensfroh und energiegeladen, pranalos unsicher und extrem antriebslos. Merke: Täglich Pranayama und dein Leben wird niemals »atemlos«. Auch nicht in der Nacht.

Das Atmen während der Yogaübungen

In vielen Yogastunden werden wir angehalten, die Pose zu »genießen« und tief ein- und auszuatmen. Völlig grotesk, schmerzt die Dehnung oder fühlt sie sich unangenehm an, oder? Die Aufforderung ist jedoch gut gemeint. Und sinnvoll. Durch die Konzentration auf den Atem entspannt nämlich unser Geist, und hockt der da oben locker-gemütlich in der Rübe, macht er nicht so ein Riesendrama um den möglichen Dehnungsschmerz, der als Unmut ständig ans Hirn gesandt wird.

Ein weiterer Vorteil der konzentrierten Wahrnehmung unseres Atems: Wer sich ganz bewusst während der Asanas einen zurechtatmet, kann schlecht an die To-do-Liste für die Woche oder die noch anstehende Projektarbeit plus Präsentation denken! Er ist einfach da. Hier. Jetzt. Im Moment. Und im Dehnen. Vollends in der Dehnung, atmen wir achtsam in das kleine Biest hinein. Wir nehmen wahr, natürlich wieder ohne »Aha!«, »Ach so!« oder »Oho!«. Einfach wertfrei und dennoch wertvoll weiteratmen. Immer tiefer hinein.

> Der Atem zeigt an, ob eine Übung für uns gut zu wuppen ist oder nicht. Atmest du nicht mehr regel- und gleichmäßig, dann ist die Übung zu schwer! Über den Atem erfahren wir, was heute geht und was nicht. Er ist ein guter Indikator.

Das Ergebnis ist verblüffend: Je mehr und intensiver wir in (die) den einzelnen Asanas (hinein-)atmen, desto relaxter und leichter fühlen sich Körper und Geist schließlich an.

Gerade in Yogasitzungen für Anfänger wird das Ein- und Ausatmen konsequent angesagt. Dazu musst du dir keinen Kopf machen. Eine allgemeine Regel dabei: Geht es *in* die Übung, wird ein-, geht es *zurück* in die Ausgangsposition, wird ausgeatmet.

Wir atmen ausschließlich durch die Nase ein und aus, und das immer harmonisch synchron mit unserem gleitenden Bewegungsablauf.

Nasenatmung ist gut, weil die eingesogene Luft erstens gefiltert und zweitens erwärmt wird. Außerdem ist der Atem durch die Nase geführter und bewusster als willenlos über Nase und Mund zugleich.

Unsere Achtsamkeit liegt ohne Unterlass auf unserer ruhigen, gleichmäßigen Atmung, die zu gleichen Teilen Luft ein- und ausströmen lässt. Praktizierst du eine umfangreichere Abfolge an Asanas, halte niemals den Atem zwischen den Positionen an, sondern atme auch im Übergang reduziert und unaufgeregt weiter. Wenn der Atem komplett aus der Kontrolle gerät, weil du mächtig in Wallung gerätst, bringe deine Position zu Ende, und ziehe dich zurück in die »Stellung des Kindes« (siehe Praxisteil, Seite 258). Dafür gehst du auf die Knie, legst Stirn und Oberkörper ab und formst aus deinen Händen entweder ein Kissen oder legst die Arme nach vorne hin ab oder seitlich nach hinten dicht an den Körper. In dieser Haltung, alternativ auch im »herabschauenden Hund«, beruhigst du mit ein paar tiefen Zügen deine Atmung und kehrst anschließend wieder zurück zur Übungsabfolge.

Bauchatmung

Die üben wir zunächst in Savasana, der Totenstellung. Dazu legst du dich auf den Rücken (auf deine Matte natürlich), Beine mattenbreit auseinander, Arme im 45-Grad-Winkel vom Körper weg, sodass auch deine Achseln ein bisschen gelüftet werden. Die Handinnenflächen zeigen nach oben, die Augen sind geschlossen. Auf den Atem konzentrieren und ein paar tiefe Atemzüge nehmen.

Nun legst du beide Hände auf deinen Bauch und atmest in ihn hinein. Das heißt nichts anderes, als dass sich beim Einatmen deine Bauchdecke hebt und beim Ausatmen wieder sinkt. Durch die Muskelkontraktion im Bauch wird Luft eingesogen, durch die sich anschließende Entspannung des Zwerchfells wieder rausgedrückt. Über die Hände mit gespreizten Fingern spürst du die Bewegungen deines Atems zwischen Nabel, Rippe und Hüfte und erhältst somit ein Gefühl für den Atemvorgang, den du zudem parallel auch am unteren Rücken und im Nierenbereich nachfühlen kannst.

Anuloma Viloma (Wechselatmung)

Die Wechselatmung ist die »Pferdesalbe« in der Pranayama-Family. Sie besänftigt den aufgeregten Geist, und tritt dem müden in den Hintern. Und ist er völlig fahrig, erdet und ordnet sie ihn. Über eine XXL-Ausatmungsphase wird Anspannung aufgelöst, über die tiefe Einatmung Prana hinzugefügt. Das Anhalten der Luft lässt wiederum die Energie zum dritten Auge, dem Stirn-Chakra, das für Weisheit und Erkenntnis steht, fließen und beruhigt.

Das Ganze funktioniert wie folgt:

- Bequem aufs Kissen setzen.
- Zeige- und Mittelfinger der rechten Hand in die Handinnenfläche klappen, Ringfinger und kleinen Finger sowie den Daumen ausstrecken. Das ist das sogenannte »Vishnu-Mudra«. Gemeinsam werden die drei gleich wie eine Zange unsere Nasenlöcher zuhalten. Los geht's.
- Du schließt die Augen und atmest erst mal ganz bewusst tief ein und aus.
- Jetzt führst du deine rechte Hand an die Nase und verschließt zunächst mit dem Daumen dein rechtes Nasenloch und atmest vier Zählzeiten (Sekunden) durch dein linkes ein. Danach schließt du mit deinem Ring-Kleiner-Finger-Duo das linke Nasenloch und atmest acht Sekunden lang durch das rechte wieder aus. Dann durch das rechte vier Sekunden einatmen bei geschlossenem linken und links acht Sekunden ausatmen. Von diesem Zyklus machst du zuerst zehn Stück bei geöffnetem Fenster und kannst dich dann beliebig steigern, im Verhältnis 1:2, das heißt 5/10, 6/12, 7/14.

Noch mehr Spaß macht die Wechselatmung, wenn du die Luft anhältst. Dafür atmest du zum Beispiel vier Sekunden lang links ein, verschließt mit der »Zange« beide Nasenlöcher, hältst acht Sekunden lang die Luft an und atmest dann acht Sekunden lang rechts aus. Dann rechts vier Sekunden alles einsaugen, was geht, acht Sekunden Tauchstation und anschließend acht Sekunden links ausatmen. Auch diese Übung empfiehlt sich gleich im Zehnerpack zu ziehen. Steigerung gefällig? Dann probier mal 5/10/10, 6/12/12 oder 7/14/14. Champions League sieht dann so aus: 4/16/8, 5/20/10, 6/24/12, 7/28/14.

Kapalabhati

Kapalabhati, auch Schädelleuchten genannt, reinigt die Atemwege (wirft den Schleim aus den Bronchien), regt unseren Kreislauf an, vergrößert das Lungenvolumen, stärkt Bauchmuskulatur und Zwerchfell (lässt dabei auch das Bäuchlein schmelzen) und haut ordentlich Sauerstoff ins Blut – das ist der perfekte Morgenkick oder auch mal Konzentrationsschub für zwischendurch. Abends empfiehlt sich die Übung weniger, da ein aufgewühltes Nervensystem das Einschlafen erschwert.

Bei Kapalabhati ist nur die Ausatmung ein aktiver Prozess, das Einatmen kommt von ganz allein. Kapalabhati solltest du anfänglich unter Anleitung durchführen – die Atemübung hat es in sich.

Wie funktioniert's?

- Auf einem Kissen oder auf der Matte im Schneider- oder Lotossitz zum Sitzen kommen. Der Oberkörper ist aufrecht, der Kopf gerade.

- Tief ein- und ausatmen.
- Und jetzt geht es los! Du atmest tief in den Bauch ein und stößt die Luft durch die Nase aus dir heraus, indem du die Bauchdecke aktiv mit einem Ruck nach innen ziehst.
- Danach entspanne den Bauch, und lass den natürlichen Reflex einzuatmen walten. Automatisch dehnt er sich wieder leicht nach vorne aus, und Luft zieht ein. Dann presst du erneut die Luft raus (als würdest du dir die Nase putzen), indem du die Bauchmuskulatur anspannst und nach innen ziehst. Die Luft fließt stoßartig aus der Nase, und der Bauch entspannt wieder. Und so weiter.
- Einmal ein- und ausatmen sollte nicht länger als eine oder maximal zwei Sekunden dauern. Die Nummer hat also ein ordentliches Tempo.

Hinweis: Sollte dir innerhalb weniger Sekunden total schwindelig werden, dann brich die Übung ab, und leg dich flach hin, bis der Schwindel vorbei ist.

Wiederhole zehn dieser Blasebalgübungen, und atme darauf zweimal tief ein und aus. Dann einatmen, die Lunge jedoch nicht vollständig mit Luft füllen, und für 20 bis 60 Sekunden den Atem anhalten. Anschließend wieder ruhig und konzentriert ausatmen und diesen Zyklus noch zweimal wiederholen.

Das lässt sich wunderbar auf 40 bis 50 Atempumpen mit einem Luftanhalten von bis zu 90 Sekunden steigern.

Konzentriere dich beim Luftanhalten immer auf einen Punkt zwischen den Augenbrauen, auf das besagte »dritte Auge«. Stelle dir dafür einfach einen hellen, leuchtenden Punkt wie die Sonne vor, und fokussiere ihn.

Die aufsteigende Wärme, die du fühlen wirst, ist übrigens das besagte Prana, das sich mit jeder Atemrunde im Solarplexus, dem Sonnengeflecht, auflädt und sukzessive die Wirbelsäule hochsteigt. Das Prana fließt immer dorthin, wo unsere Konzentration und unsere Gedanken sind – deshalb bleib bei dir, bleib bei dem leuchtenden Punkt.

Untenrum-Yoga

Kommen wir zu einem weiteren unvermeidlichen Männerthema: Yoga und Sex! Dann mal Hose runter, und die Fakten auf den Tisch gelegt. Yoga kann das Lustempfinden steigern, weil sich viele Übungen um den Beckenboden und die damit verbundene Muskulatur drehen. Und guter Sex hängt stark von den Beckenböden der Beteiligten ab.

Die Frau kann nämlich mithilfe ihres kraftvollen, gut trainierten Beckenbodens den Penis innerlich umklammern und somit gesteigerte Lust empfinden, und du bist gleichzeitig besser in der Lage zu kontrollieren, wann das Käuzchen ins Futter hustet.

Jetzt weißt du neuerdings, dass vegetarische Kost gesund ist, wie du in deinen Bauch atmest und dass du stolzer Besitzer eines dritten Auges bist – aber wo zum jodelnden Yogi soll jetzt der Beckenboden stecken? Das ist doch Rückbildungswissen deiner Frau, nicht dein Thema. Bis heute. Ich zeig dir deinen Beckenboden! Bitte lege dich einmal auf den Rücken. Natürlich nicht, wenn du diese Zeilen gerade im Büro liest oder mit der LH17 von Berlin nach München fliegst. Dann treffen wir uns an dieser Stelle heute Abend wieder.

Für alle anderen: Winkle jetzt deine Beine an, und drücke den unteren Rücken gegen den Boden. Der leichte Impuls, den du da zwischen unterem Bauch und Beinen spürst, das ist deine Beckenbodenmuskulatur. Und die trainieren wir jetzt mal ein bisschen!

Nummer 1: Der Stehpinkler findet kein Klo!

Du sitzt im Schneidersitz und stellst dir vor, du bist im Stadion und musst furchtbar dringend für kleine Yogitiger, da ist aber weit und breit kein Klo. Die Muskulatur, die hier verhindert, dass du dich spontan einnässt, ziehst du jetzt nach innen und oben. Lösen, anspannen, lösen, anspannen …

Nummer 2: Heb den Zauberstab!

Du liegst auf dem Rücken, die Beine sind angewinkelt. Atme nun einmal kräftig ein, und ziehe beim gemächlichen Ausatmen Po und Gliedspitze zusammen, sodass sie einmal leicht anhebt, bevor sie sich mit dem nächsten Einatmen wieder gemütlich ans Säckchen kuschelt.

Die beiden beschriebenen Übungen lassen sich auch stehend überall unbemerkt im Alltag umsetzen. Nur in der Sauna mag der gelupfte Schwenkaal womöglich zur Verwirrung führen. Vielleicht ein Handtuch drüberlegen, damit du nicht komplett als Perversling abgestempelt wirst?

Entscheidend bei beiden Untenrum-Asanas ist es, die Anspannung zu halten und schließlich wieder zu lösen. Noch mal der Rhythmus: Einatmen, beim Ausatmen anspannen und beim nächsten Einatmen wieder entspannen.

Nummer 3: »Ich komme …«

Ich erspare uns keine Peinlichkeiten. Untenrum-Yoga – und ich überlege gerade ernsthaft, ob ich mir das nicht urheberrechtlich schützen lassen sollte – wird inspiriert von sexuellem menschlichem Handeln. Stell dir jetzt bitte einmal vor, wie du kurz vorm Orgasmus stehst. Das dürfte wie folgt ablaufen: Es kommt zu einer kräftigen Anspannung deiner Pobacken, Oberschenkel und aller in diesem Bereich aktiven Muskeln, bei gleichzeitig fest zugekniffenen – so in etwa gut zusammengefasst? Danke. Ich bin ja auch Mann.

Für unsere Übung Nummer 3 geht es mal wieder auf die Matte. Du liegst flach auf dem Rücken, legst deine Fußsohlen aneinander und lässt die Knie zur Seite fallen. Jetzt atmest du tief ein und presst mit dem Ausatmen orgiastisch die Knie zusammen, spannst die Pobacken an, ziehst die Oberschenkel und den gesamten Genitalbereich zusammen und entspannst beim Einatmen wieder alles.

Nummer 4: Der Fisch

Das ist ein wahrer Klassiker, weshalb ich mir hierfür keine beknackte Bezeichnung habe einfallen lassen. Ist auch besser so.

Der Fisch ist ein weiteres hervorragendes Geschlechtsorgantraining für Mann und Frau gleichermaßen, indem er einerseits untenrum alles schön durchblutet und andererseits den Herz-Brust-Raum weitet, um so auch emotionale Offenheit herbeizuführen. Dafür legen wir uns auf den Rücken und wurschteln unsere Arme darunter, sodass sich die Hände am unteren Rücken fast berühren. Um in die Position zu gehen, heben wir nun unseren Oberkörper leicht an, verlagern das Gewicht auf die ausgefahrenen Unterarme und lassen den Kopf in den Nacken fallen, sodass die Krone des Schädels auf der Matte liegt. Darauf verlagere jetzt nicht dein volles Gewicht, sondern stütze dich primär auf die Unterarme. Mache nun ein paar tiefe Atemzüge, und kehre dann aus der Stellung zurück, indem du zuallererst deinen Kopf wieder anhebst und dich dann über die Arme aufrichtest.

Für fortgeschrittene Untenrum-Freunde: Setze dich in den Lotossitz und führe anschließend das beschriebene Prozedere durch. Durch die verknoteten Beine sorgst du vorübergehend für eine Blutstauung im Unterleib, bevor du dann mit der Auflösung eine ordentliche Durchblutung der Hoden erleben darfst. Halleluja!

Yoga und Sex – Sex und Yoga

Wer regelmäßig Yoga praktiziert, stylt unweigerlich seinen Körper. Alles wird ein bisschen fester und muskulöser. Wir sind flexibler und biegbarer, und irgendwie sehen wir auch gut durchblutet aus. Durch Yoga stellen wir einen neuen Kontakt zu unserem altgedienten Körper her und lernen ihn mehr und mehr zu lieben. Allein auf dieser Basis ist die Chance sehr groß, sein Sexleben zu erfrischen. Wer seinen Körper liebt, achtsam mit ihm umgeht, ist auch eher in der Lage Bedürfnisse und Wünsche zu äußern. Er weiß, was ihm guttut, und er kann definieren, was er noch erfahren will.

Nummer 5: Katze-Kuh

Es geht in den Vierfüßlerstand. Wir atmen ein, lassen dabei den Rücken kuhgleich im Hohlkreuz durchhängen, strecken unseren Po schön nach hinten raus, heben leicht unseren Kopf und gehen dann mit der Ausatmung in einen richtig kräftigen Katzenbuckel. Mach davon ruhig mal zehn Stück.

Katze-Kuh ist eine schöne Rückenentspannung bei gleichzeitiger Stärkung der Beckenbodenmuskulatur durch die Positionsverlagerung.

Nummer 6: Der Schmetterling

Setze dich aufrecht hin, zieh die Beine an, und lege die Fußsohlen aneinander. Halte dann deine Füße mit beiden Händen fest, und schwinge mit den Knien wie ein Schmetterling mit seinen Flügeln. Auf und zu. Eine nette Hüftöffnung bei Aufrichtung der Wirbelsäule und gleichzeitigem Beckenbodentraining. Variiert kannst du auch einfach mal die Schmetterlingsflügel geöffnet lassen und mit dem Ausatmen versuchen, dich mit geradem Rücken vorzubeugen, während deine Ellenbogen die Schenkelinnenseiten berühren. Atme nun wieder ein, strecke dich aus der Wirbelsäule lang, atme aus, und lasse dich in die Position hineingleiten.

In dem Klassiker *Licht auf Yoga* von B.K.S. Iyengar lernen wir, dass sich jede Vorbeuge auch anregend auf unsere Geschlechtsorgane auswirkt. Gerade hast du ja schon eine absolviert, eine machen wir noch!

Nummer 7: Upavistha Konasana

Die weite Grätsche. Setze dich aufrecht auf die Matte, und spreize die Beine so weit wie möglich auseinander, bis es in den Oberschenkeln und Sehnen einen prächtigen Dehnungsschmerz gibt. Beuge dich jetzt bei geradem Rücken allmählich nach vorne … aaaahhh!

Das soll für untenrum genügen. Drei bis zehn Minuten täglich, und dein Sexleben ist wie reinkarniert!

Ach, Moment. Bevor wir hier lüstern-lustig auseinandergehen: Körper und Geist sind, wie du weißt, im Yoga Buddys fürs Leben. Ist der Geist immer auf Abwegen und selbst beim Sex nicht zur Ruhe zu bringen, kann das fleischliche Unterblech noch so trainiert sein, das Störfeuer bleibt hörbar. Deshalb sind diese Untenrum-Asanas auch ideal, um die Konzentration zu schulen und unsere Sinne zu sammeln. Übung, Atmung, Entspannung – mit diesem Dreiklang kannst du noch glatt drei Babys nachlegen.

Kinder. Yoga. Kinderzimmer.

Da rackere ich mich nun schon Jahre auf meiner Matte ab und quäle mich allein nur damit, die Fersen im »herabschauenden Hund« auf dem Boden abzustellen, und Romy steigt mir nichts, dir nichts einfach so und ohne Aufwärmen vor meinen Augen volley in den Lotossitz. Hanna übrigens in den »herabschauenden Hund«, mit durchgedrückten Beinen und den besagten Fersen auf dem Boden. Und selbst mein einjähriger Sohnemann Rufus sitzt aufrecht in der Grätsche und geht versehentlich in die Vorbeuge. Ohne Probleme. Ja, ja, sich zu vergleichen wird im Yoga mit imaginärer Fingerkloppe bestraft, schon klar. Und jetzt lass doch mal die Kinder aus dem Spiel. Sowieso! Ich finde es nur erstaunlich, wie biegsam und schmerzfrei wir in unseren ersten Lebensjahren durch die Welt krabbeln, hüpfen, laufen – Gott sei Dank, bei all den Verrenkungen, wackelnden Steh- und Gehversuchen, wagemutigen Kletteraktionen –, und welch Tragik dem innewohnt, was daraus wird. Nichts ist steif. Keine ermüdeten Gelenke, keine verkürzten Bänder, ach was! Sie sind frisch, jung, bereit! Und so spiele ich regelmäßig am Wochenende, während Kristy noch tief schlummert, mit einem bis drei Kindern, je nachdem, wer schon wach ist, und komme oft vor infantil-lässiger Akrobatikkunst aus dem Staunen nicht heraus.

Das Kinderzimmer ist nicht bloß qua Definition ein wichtiger Schauplatz in unserem Haus, es ist in meinem bescheidenen

Yogakosmos sogar der allerwichtigste. Es ist nämlich Zirkus, Turnhalle und Studio gleichermaßen.

Zirkus

Im Laufe der Zeit habe ich es mir zu eigen gemacht, versehentlich oder bewusst eingenommene Yogapositionen der Kinder als Initialzündung zu verstehen, um daraus ein Spiel für alle wachen Mitglieder der Familie zu generieren – mit Mehrwert. Und prompt landen wir im »Zirkus Busemannelli«. Mit gefährlichen Tieren – allem, was die Plüschtierauswahl so hergibt –, im Kreis trabenden Pferden, die beiden Mädchen mit meinem Yogariemen als Zügel, dem Affen Charly (Rufus) und der Artistikeinlage: wir alle in der Kerze (Schulterstand), Lotos (Romy ja, wir anderen im Schneidersitz oder halben Lotos) und im Baum …

Das macht Spaß, ist immer wieder neu und abwechslungsreich, und ich kann auf diese Weise ein paar Yoga-Asanas ins Spiel mit einbauen. So bleibe ich am Ball und führe die Kinder allmählich an Yoga heran.

Kinderyoga – Die Lümmel von der ersten Matte

Kinder sind von Haus aus Yogis! Dank ihrer ab Werk vorinstallierten Neugier und der Lust auf Bewegung lernen sie die unterschiedlichen Asanas, die mit Namen wie »Hund«, »Katze« oder »Baum« jede Kinderfantasie aufblühen lassen,

in einem rasend schnellen Tempo. Yogastunden für Kinder sind nicht, wie wir es vielleicht gewohnt sind, still und leise, sondern spielerisch und laut. Die Positionen werden zwar mehrfach eingenommen, aber nicht sehr lange gehalten, da es Kindern noch an Kraft und Ausdauer mangelt. Muss auch nicht sein, denn der erhoffte Effekt setzt bei den Miniyogis wegen ihres kleinen Herz-Kreislauf-Systems viel früher ein. Wer schnell rauffährt, fährt auch schneller wieder runter. Entspannungseinheiten fallen daher kurz und knackig aus.
Kinderyoga ist einen Versuch wert. Es gibt bei YouTube und auf diversen Familienseiten zahlreiche Kinderyoga-Videos, die kindgerechte Übungen anleiten – probier's doch mal zu Hause aus. Rechner raus, Musik an, Video starten, und ab geht's.
Warum Kinderyoga? Dauersitzende Schulkinder finden im Yoga einen guten Ausgleich. Das Hin und Her zwischen An- und Entspannung regt die Durchblutung an, und wenn es ordentlich pulsiert, stärkt's das Immunsystem. Durch die Übungen werden die kleinen Gummimenschen vielleicht keine zweiten Arnies, aber Muskeln wachsen, werden gedehnt, stärker und belastbarer. Wie auch bei uns zu beobachten, verbessert sich die Haltung, bei den Kleinen auffällig ist dazu die Steigerung der Koordination und Motorik. Kinder gewinnen im Yoga schnell Selbstvertrauen, weil ihnen die Asanas zumeist nicht sonderlich schwerfallen. Sie lernen zusätzlich, sich auf den Punkt zu konzentrieren,

sich im Raum zu orientieren und als exotisches Add-on Kreativität und Fantasie. Klar, irgendwie brauchen die Asanas eine verbindende Geschichte, und die »Figuren« stellen die Kinder dar. Jetzt mal ehrlich, das ist doch was für echte Freigeister! Los, alle jetzt Yoga machen!
Start: ab 3 Jahre. **Ausstattung:** Knausere nicht, und hau eine Matte raus. **Kurs:** zu Hause, online, per DVD oder Buch mit Papa oder im Yogastudio.

Turnhalle

Wer schon mal um 5 Uhr morgens mit seinem Kind gespielt hat, weil es hellwach ist und es nicht im Entferntesten einsieht weiterzuschlafen, weiß, »Spielen« kann auch zeitliche Strecken umfassen, die einem in Geduld, Unterhaltung, Einfallsreichtum und Kraft persönliche Grenzen aufzeigen. Hier lassen sich natürlich von iPhone bis iPad heimlich technische Hilfsmittel einsetzen, um zumindest nicht stundenlang von der Außenwelt abgeschnitten zu sein. Aber Hand aufs Herz, fühlen wir uns dabei auf Dauer nicht doch ziemlich schäbig?

Also sind wir beim Spielen voll dabei. Neben der Freude am Kind, die, wie gesagt, je nach Uhrzeit und Dauer sporadisch einigen Schwankungen unterzogen ist, lässt sich erwachsene Langeweile mit relativ unaufwendig ins Spiel gemogelten Asanas vermindern, letztlich auch verhindern. Gut für Vater und Kind! Auf dem Boden liegend bieten sich da zum Beispiel leichte Bauchmuskeltrainings an, indem wir die Beine senkrecht in die Luft strecken und sie von zehn runterzählend langsam senken. Die Liegestütze bzw. die Planke halten geht auch immer, der Schulterstand sowieso, Katze-Kuh, Vorbeuge etc. Es funktioniert meiner Erfahrung nach alles, was auf dem Boden praktiziert wird. Doch halte dich an die Regel: Sei achtsam bei Unachtsamkeit! Keinesfalls dürfen nämlich das Spiel und der damit verbundene Fluss drunter leiden. Heißt: Übe nur, wenn Zwerg Nase gerade abgelenkt ist und zum Beispiel in der Kiste kramt, einmal Storno an der Kasse im Kaufmannsladen durchführt oder Lichtjahre benötigt, um die Puppe anzuziehen. Immer nur diese passiven Guckzeitlöcher nutzen, und die qualitativ hochwertige Papa-Kind-Runde wird noch kurzweiliger und entspannter als du bisher geahnt hast.

Studio

Ich weiß nicht, wie du wohnst, aber wir teilen uns zu fünft ein kleines Häuschen. Das ist nicht groß, eher so wie ein Reihenhaus. Doch es steht allein, man kann einmal drumherum laufen, und wir haben einen süßen Garten. So wohl wir uns hier auch fühlen, yogisch ist der 30er-Jahre Backsteinkasten eine Vollkatastrophe. Oder wir sind einfach zu viele, die Besitzer keine Yogis, und ich soll gefälligst Yoga woanders oder nur noch die »fünf Tibeter« praktizieren. Gründe gibt es unzählige, Platz, wie schon erwähnt, keinen. Platz für Yoga.

Das Kinderzimmer, vornehmlich Hannas ohne hängende Deckenleuchte, ist mein persönliches Lieblingsyogastudio. Platz,

Raumschnitt, Ausrichtung – hier rolle ich aus, hier bin ich. Und auch eine Steckdose für den Laptop ist in der Nähe, falls dem digitalen Vorturner mal der Saft ausgeht. Da es Hannas Zimmer ist, bedeutet es aber eben auch, Yoga geht nur, wenn sie nicht da ist. Oder: im Garten spielt, isst, badet, fernguckt, Fahrrad fährt, und was die kleinen Ganoven so alles machen. Eine Bank ist mein Studio von daher leider nicht. Alternativ kann ich frühmorgens im Wohnzimmer »herabschauen«, wenn ich denn Kraft und Muße verspüre, Sessel und Tische zu rücken und einen Herrenzopfmuster-Wollteppich umzuklappen. Alles ganz schön nervenaufwendig.

Mein privates Yogastudio bleibt berechenbar unberechenbar. Irgendwie gut und schlecht, aber ich rede mir ständig ein, dass auch dieser Zustand Yoga ist: loslassen, offen sein, gucken, was kommt, nicht bewerten und den Augenblick genießen. Ja, öh, okay. Geht halt nicht anders.

Yoga macht gelassener, Arschloch!

Ich merke es mittlerweile nur noch, wenn ich durch unglückliche Umstände, wie Nächte ohne Schlaf, weil Kind krank, Alptraum, ins Bett gemacht oder den beruflichen »Der Weltuntergang ist von deiner pünktlichen Abgabe abhängig«-Wahnsinn rüpelhaft und für einen langen Zeitraum aus meinem üblichen Yogamodus herausgerissen und zum Dauereinsatz am Brandherd Schreibtisch oder Bettkante verdonnert werde. Milde, Sanftmut und das zärtliche Tätscheln der Köpfchen meiner Lieben wechseln mit Unruhe, Verzweiflungswut und blutunterlaufenen Augen des Wahnsinns. Es zeigt mir ganz klar: Einmal konsequent den Yogaweg eingeschlagen, an all den süßen Früchten von Gelassenheit bis Verjüngung über Immunpower und Konzentrationsstärke genascht, und eine Rückkehr zum Unyogischen ist völlig unvorstellbar. Nur über meine Leiche! Oder den Orthopäden. Wie sehr mich Yoga im Alltag zentriert und im ständigen Wechsel zwischen zwei komplett konträren Welten – meiner Familie mit drei kleinen Kindern und dem freiberuflichen Arbeiten zwischen Akquise und Fristen – cool und klar sein lässt, das ist famos. Ich hätte es wirklich nicht gedacht!!! Ich kann dir diese Tatsache gar nicht oft genug aufs Brot schmieren. Und wenn du auch nur diese einzige Erfahrung von mir aus der Lektüre dieses Buches mitnimmst, dann hat es schon seinen Zweck erfüllt. Weil du dich dann für Yoga entscheidest und gegen Zeitverplempern mit Quatsch.

Arschloch, Pissflitsche, Blödspaten – Schimpfwörter, die ich während des Autofahrens (ohne Kinder) noch vor wenigen Jahren gerne jähzornig und breithalsig gegen die Scheibe brüllte, fuhr irgendein meines Erachtens hemdsärmeliger Idiot vor mir, fallen mir im Straßenverkehr schon gar nicht mehr ein. Ich hetze nicht mehr und muss mich deshalb auch nicht aufregen. Sollen sich alle schneiden, nicht blinken, zu schnell fahren – Freunde, ich liebe euch, aber ich mach nicht mit. Funktioniert bombastisch.

Die Kinder schreien sich an, weil Romy ein Playmobilschlachtfeld aufräumen soll, das Hanna verursacht hat. Kristy kommt dazu, will vermitteln, verdreht die Augen und lässt den »Businji« in mir auf die schließlich keifende Meute los. Das Ende vom Lied: Wir packen es gemeinsam an und räumen zusammen auf. Die Lage entspannt sich.

Der Blick auf die Welt und auf das eigene Leben wird einfach schön. Ja, das passt gut: schön. Momente sind schön, Herausforderungen sind schön, die Menschen sind schön. Nicht alles offenbart sich sofort. Wir müssen uns dennoch nichts schöntrinken oder eine Kippe rauchen.

Okay. Und wieso rutsche ich bei einer mehrwöchigen Yogapause automatisch wieder in mein altes, übles Lebenseuropa zurück? Ich weiß es nicht, ich kann nur bloße Vermutungen anstellen. Zum einen werden Yogis bestimmt auch nicht jede Sekunde in ihrem Leben Heilige sein und mal eine Mücke töten oder einen größerer Bissen vom Müsliriegel nehmen als angedacht. Und zum anderen lässt mich meine schreckliche Metamorphose denken: Wenn mal keine Gelegenheit für Yoga ist, trotzdem Yoga machen. Yoga erlaubt KEINE Ausreden. Sieben Minuten gehen immer. Deshalb: Dranbleiben und Yoga voll einsaugen!

MANTRAALARM:
Denk immer dran, DAS macht Yoga mit dir!

Es gibt freilich kein »Besser« im Yoga – aber es gibt ein »Besser« im Vergleich zum alten, yogafreien Leben. Deshalb: Denk immer dran, DAS macht Yoga mit dir:

- *Yoga* macht dich flexibler – Körper und Geist.
- Durch *Yoga* gewinnst du eine gerade Haltung, äußerlich wie innerlich.
- *Yoga* verändert dein Essverhalten aus dir heraus zum Gesunden hin.
- Die *Yoga*praxis macht dich stärker, muskulöser und sehniger. Das Pranayama lässt dich gelassener und energiereicher werden.
- Dank *Yoga* lernst du deinen Körper intensiv kennen, lernst besser auf ihn zu hören und wirst sensibel für seine Grenzen und Tagesform.
- *Yoga* hext deine Wutausbrüche nicht wie »Bibi & Tina« einfach weg, aber sie packen dich seltener.
- *Yoga* lässt dich der Welt entspannter begegnen.
- *Yoga* öffnet dich für Neues und lässt Altes ziehen.
- Mit *Yoga* fühlst du dich nicht nur groß und schön, du handelst auch so und bist es auch.

Und jetzt wieder husch, husch auf die Matte!

Heute hü, morgen hott

Wer wöchentlich mehrfach oder sogar täglich diszipliniert Yoga praktiziert, macht selbstverständlich nach und nach enorme Fortschritte. Das fühlen wir ja auch. Nur, wundere dich nicht: Yoga ist jeden Tag neu! Was gestern noch mühelos geklappt hat, kann heute vielleicht eine enorme Muskelzitterpartie werden. Und war eine Woche lang Pausieren angesagt, ist man manchmal wiederum ganz überrascht, woher die plötzliche Gelenkigkeit nun wieder kommt. Was aber sollen diese andauernden Schwankungen bedeuten? Yoga ist Tagesform, und die Tagesform macht Yoga. So wie wir an einem Tag da sind, uns fühlen, mit allem, was da dranhängt, was wir erlebt und getan haben, praktizieren wir. Deswegen beschert uns Yoga immer wieder eine neue, eine andere Erfahrung, selbst, wenn wir ein- und dieselbe Asana trainieren wie die Male zuvor. Ehrgeizlinge müssen hier erst ins Ermüdungsbecken tauchen, um glücklich zu werden. Zeit, Geduld und Zufriedenheit, mit dem was du erreicht hast, das sind die Schlüssel, die dich in deiner Yogapraxis unterstützen. Atme einfach weiter und übe!

Immer dir gemäß. Das ist der Weg.

Alter, entspann dich ma!

Diesen Satz rufen wir zumeist jemandem zu, der gerade außer sich vor Wut ist! Jetzt gilt er dir! Entspann dich mal. Ja! Lass fünfe gerade sein. Das müssen wir als Väter erst mal wieder lernen. Savasana ist dafür eine ideale Yogaposition. Tief ein- und ausatmen, die Stille genießen, alles loslassen. Herrrrrrrrlich! Öfter mal gut zu sich selbst sein, bei all dem Alltagsstress und dem chronischen Zeitmangel trotzdem ein Päuschen einlegen – das ist der »Yogastyle of Life«. Sich selbst mögen, an sich erfreuen und achtsam mit sich umgehen – und automatisch gehen wir auch mit den Menschen um uns herum und denen, die uns begegnen, fein und freundlich um.

Und wenn du einmal so eine richtige Auszeit aus dem Alltag brauchst, ist vielleicht der Aufenthalt in einem Ashram etwas für dich. Mein Ashram-Tagebuch im folgenden Kapitel soll dir einen ersten, subjektiven Eindruck vermitteln.

Mein Ashram-Tagebuch

Teil 1: Blanker Stachel, böser Stich

Erst als ich mühsam versuche, mithilfe der beherzt zulangenden Hände der Yogalehrerin meine Knie in die schwülwarme Sommerbergluft zu strecken, bemerke ich es. Offensichtlich hat sich meine Unterhose, eine eng anliegende Shorts, im Laufe der Yogastunde zunächst verselbstständigt und dann elegant zurückgezogen, um sich der gierigen, baumwollstoffverschlingenden Poritze als kleiner Pausensnack für zwischendurch hinzugeben. Billiges Miststück! Zum Dank gibt es eine kleine Freiluftdusche für die halbe linke Backe bei gleichzeitiger Verletzung der Aufsichtspflicht im vorderen Slipareal. Auch hier: Freigang. Nun greift in solchen Fällen eigentlich das Inlay der darüber getragenen Sporthose. Doch dieses ist vom vielen Waschen so dermaßen ausgeleiert, dass de facto kein Schutzschirm mehr greift und den fürchterlichen Anblick zu verhindern weiß: Der halbe Hodensack plus Penismütze kleben ob der Hitze leider sehr entspannt an meinem Bein. Babywurst an Pingpongball in Frühstücksbeutel. OH! MEIN! GOTT! Was ein Entree. Die Hälfte der Kursteilnehmer hat noch nicht einmal mein Gesicht gesehen, so wie hier alle in sich versunken sind und nur auf ihre Matte starren. Aber ausgerechnet jetzt, beim Üben des legendären Yogikopfstands, der heimlichen Königin unter den Asanas, richten alle ihren abschätzenden Blick auf jedes einzelne Versuchskaninchen und auf mein vor sich hin chillendes Rentnergemächt. Das einzig Positive in dieser aussichtslosen und vernichtenden Situation ist die Tatsache, dass mir ob der Stellung all mein Blut in die Birne strömt. Das erspart mir den obligatorischen peinlichen Gesichtsfarbwechsel nach der bösen Überraschung. Positiv denken, ach ja, ich üb dann wohl schon mal.

Die Yogalehrerin, eine Swami und somit hinduistische Nonne, nimmt natürlich von der fleischreichen, irdischen Pracht Notiz und fordert mich prompt auf, die Beine flugs in die Luft zu recken und vor allem zu schließen, »das sieht dann auch besser für die anderen aus«, bemerkt sie lakonisch. Einmal blankziehen und in Blamage baden reicht anscheinend auch den Fast-Erleuchteten unter uns nicht, denke ich, der Moment bietet ja auch zweifelsfrei ein Paradies für Sprücheklopfer, und so leiste ich in meiner Kopfüber-Hilflosigkeit ihren Worten stumpf Folge. Aber über einen vollends gestützten und leider schiefen Turm von Pisa komme ich nicht hinaus und rolle mich langsam wieder ab. Die Swami mit der Kurzhaarfrisur tingelt zurück auf ihre Matte vor der Klasse und gibt über das Headset das Kommando:

»Gut. Dann geht jetzt alle in die Stellung des Kindes.« Ich meine noch mitleidige Blicke von dem Mattengenossen mit der Hornbrille auf meinem Körper zu spüren, hocke mich erschöpft nieder und lege mein Haupt sanft auf dem Boden ab. Dann stopfe ich mit einer schnellen, gleitenden Bewegung das ausgebüxte Open-Air-Genital zurück an seinen eigentlichen Stammplatz und lege die Arme neben dem Körper ab. Ach, wenn doch meine auberginefarbene Yogamatte nur eine Tür im Boden wäre. Selbst in die dunkelste und furchteinflößendste aller Höllen würde ich jetzt hinabsteigen, um nur das hier nicht erleben zu müssen. Tausend kleine Gedanken an Pein, Scham, unfreiwillige Obsession und unbewussten Exhibitionismus veranstalten in meinem Kopf eine muntere Sonnengrußpolonaise. Von Entspannung keine Spur, Nervositätsschübe schießen Adrenalin ins Blut, das mich penetrant zur sinnlosen Beantwortung einer einzigen Frage drängen will: Was in aller Herrgottsnamen machst du hier eigentlich gerade?

Es ist mein erster Tag im Yogaretreat, ich bin erst vor einer Stunde angereist, und die gesamte Turntruppe kennt meine Klöten, bevor sie ein Wort mit mir gewechselt hat. Ich höre sie schon tuscheln: »Guck mal, da ist er wieder! Commander Dreibein. Hoffentlich hat er heute seinen einäugigen Taschenaal und sein Gewürzsäckchen gesichert.« Ich folge den Yogainstruktionen aus dem kleinen Lautsprecher am Rand der Holzveranda und atme tiefe durch. All meine Gedankenkraft will den Lapsus verdrängen, vergessen machen und ausgerechnet eine miese kleine Bremse hilft mir dabei.

August 2013. Nach turbulenten arbeitsintensiven Wochen in Hamburg musste ich mal eine Woche abschalten. Eigentlich wollte ich, dass Kristy abschaltete, alleine, nach so viel Mutterglück und so viel Mutterstress, und da sie die Rückkehr in ihren alten Beruf vorbereitete, dachte ich, ein bisschen Ruhe und Konzentration auf sich selbst könnten ihr nicht schaden. Sie wollte aber nicht und spielte mir stattdessen den Ball zurück: »Mach du doch! Bei mir ist alles fein. Ich muss nicht weg.«

Ich fackelte nicht lang. Zunächst dachte ich daran, in ein Kloster zu gehen. Das wollte ich schon immer mal tun. Aus reiner Neugierde. Münsterschwarzach! Anselm Grün beim Schreiben über die Schulter schauen, ein bisschen Unkraut zupfen und mich den lieben langen Tag meinen Gedanken hingeben. Aber die waren ausgebucht. Die Zimmer im Kloster, nicht die Gedanken. Mönchsein war also gestrichen!

Dann überlegte ich in einem höchst sentimentalen Anflug, mich auf die Spuren meines früh verstorbenen Vaters zu begeben, der Erzählungen zufolge einst einen großen Freundeskreis in Assisi pflegte, wo angeblich immer noch jedes Jahr eine Messe für ihn gehalten wird. So eine Art persönliche Schnitzeljagd, emotional und analytisch zugleich. Aber reicht eine Woche wirklich aus, einem Menschen auf die Schliche zu kommen, der so eine große Rolle in meinem Leben hätte spielen können? Berechtigte Zweifel. Nö. Es war die nächste Yogaeinheit in meinem Studio, die mich schließlich auf die Idee brachte: Yogaurlaub! Na klar, ich Dussel! Jetzt war ich doch voll auf dem Yogatrip! Das war es. Auf nach Ibiza oder nach Portugal, wo sie am Strand meditieren, zwischendurch surfen, Volleyball spielen und permanent in Badehose und Bikini in Asanas gleiten. Ich recherchierte im Internet, stieß auf diverse Anbieter, aber leider schien mein eingegebenes Zeitfenster sich nicht mit denen der Yogazentren vereinbaren zu lassen. Ich bat schließlich meine Yogalehrerin um Rat, und sie hatte auch prompt eine Antwort: Ein Ashram in Österreich! Dort hätte sie einst selbst gelernt, und ab und an mache sie dort auch noch Yogaurlaub. Abends am Laptop klickte ich mich durch die Seite und war begeistert: Yogaurlaub für Einsteiger wie Profis gleichermaßen. Jederzeit kann man anreisen und einfach für den Zeitraum mitmachen, den man zur Verfügung hat. Für alle Gäste gilt bindend der Tagesablauf der dort lebenden Swamis, und dieser sah Folgendes vor:

6 Uhr Meditation
8 Uhr Yoga
10 Uhr Essen
11 Uhr Karma-Yoga
14 Uhr Vortrag
16 Uhr Yoga
18 Uhr Essen
19.30 Uhr Meditation plus Vortrag
21 Uhr Feierabend

Ambitioniert, aber wie und wo könnte mein Yoga(wissens)durst besser gestillt werden, als in einem solchen Profiyogikonstrukt!? Und so klickte ich den »Buchen«-Button.

Bei geschlossenen Augen eine Bremse von einer Fliege zu unterscheiden ist für mich unmöglich. Ich kann eigentlich gar kein Krabbelviech nur durch reines Trippeln auf meiner Haut erspüren. Was es ist, ist mir egal, ich schlage immer gleich zu. Auch wenn diesem Instinkt leider schon diverse Marienkäfer zum Opfer gefallen sind. Ich werde panisch, wenn da irgendwas meinen Körper als Straße, Parklandschaft oder Rastplatz missbraucht. Und so hoffe ich nur, dass das Ding, das gerade unters T-Shirt geflogen ist, irgendwas furchtbar Liebes ist, das männliche Körper lediglich aufsucht, um sich an ihnen als Freilauffläche unter dauerhafter Testosteronbestäubung zu laben, und nicht um ihn als Nähkissen, Voodoopuppe oder Dartscheibe zu nutzen.

Yoga ist Konzentration. Weil man so sehr mit den korrekten Haltungen und der Atmung beschäftigt ist, bleibt kein Platz für geistige Auseinandersetzungen mit Einkaufs- und To-do-Listen, mit verbitterten Restemotionen nach einem harten Arbeitstag oder mit der Freizeitplanung fürs Wochenende. Und da auch die Entspannungshaltungen, wie die Totenstellung, in der ich mich gerade befinde, Aufmerksamkeit verlangen, sind selbst diese vermeintlich leichten Rumliegeübungen wahre Gedankenapparatkiller. So soll es auch sein. Aber das lausige Flugobjekt, das sich seltsamerweise unter dem T-Shirt nicht mehr bewegt, lässt mir keine Ruhe. Ist es überhaupt noch da? Vielleicht hat es ja fluchtartig die Bauchfalte verlassen, als es das 72-Stunden-Deo als Riesenfake enttarnt hat. Der Tag fing früh an, und wer legt schon vorm Yoga Deo auf?! Ich bitte dich.

Ich versuche mir nichts anmerken zu lassen und das Insekt zu vergessen. Echte Yogis tun Tieren nichts. Außerdem wissen sie, dass die völlig gleichberechtigten Lebewesen nach wenigen Sekunden eigentlich wieder verschwinden, denn sie denken positiv. Ich versuche unauffällig bei fast unmerklicher Drehung meines Kopfes zu meinen Nachbarn zu blinzeln. Alles klar. Die Profis werden auch alle belästigt. Und keiner fuchtelt mit der Hand rum. Sie wirken alle völlig konzentriert und gerade mit der Entspannung ihrer Bauchorgane beschäftigt, folgen sie doch brav der angesagten Autosuggestion der Swami ... Da! Es ist noch da! Da hat sich was bewegt, auf Hüfthöhe. Wieso sind die alle so cool? Spürt man erleuchtet eigentlich noch Schmer... »Autsch!«, brülle ich, schlage mit der flachen Hand auf meinen Hüftknochen und schrecke hoch. »Mistvieh!« Ich nestele hektisch an meinem T-Shirt rum, an dem sich von innen eine kleine Blutspur abzeichnet und fördere eine zerquetschte Bremsenleiche hervor, die prompt auf die Matte plumpst. Mit einem eleganten Schnipser verfrachte ich den Kadaver kaltblütig in Richtung Alm direkt hinter mir. Meine Hüfte weist eine rote Stelle auf, eine Bissspur an einem friedvollen und wehrlosen Opfer, das trotz guter Gedanken nicht in der Lage war, den abgebrühten Täter von seinem perversen Vorhaben abzuhalten. Schmerzverzerrt kneife ich kurz meine Augen zusammen und treffe auf einen, trotz meines skrupellosen Racheakts, nach wie vor milden Blick der Swami, die mir mit behutsamer Geste signalisiert, mich wieder hinzulegen. Links und rechts in der Nachbarschaft übrigens keinerlei Regung. Niemand nimmt Notiz. Ein Wolf hätte mich von der Matte ziehen, ein Bär sich auf mein Gesicht setzen können, keiner reagiert. Als wäre ich nicht hier. Als wäre ich ein Hirngespinst meiner selbst. Ein Schreihals ohne Stimme, ein König ohne Volk, ein Geschlechtsorgan ohne Asyl. Ja, vielleicht bin ich der Mann mit verschobener Unterhose, aber rechtfertigt dies, keinerlei Mitgefühl, Menschlichkeit oder Zivilcourage von Dritten geschenkt zu bekommen, wenn ich Ziel eines feindseligen Angriffs werde!? Egowahn auch hier im Räucherstäbchencamp? Ich will das nicht glauben.

Teil 2: Verluste

Die Respektlosigkeiten der ersten Yogastunde sind gerade erst frisch verdaut, als ich, soeben in mein Hotelzimmer direkt gegenüber vom Ashram zurückgekehrt, feststellen muss, dass ich keinen Fernseher habe. Die bildschirmförmige Silhouette an der Tapete lässt zwar darauf schließen, dass sich hier mal einer recht wohlfühlte, aber nun ist er weg, die Antennenbuchse verwaist. Gut, bist ja nicht zum Fernsehen hier, besänftige ich mich, und außerdem geht es bei dem Schedule ja eh früh ins Bett. Und zur allergrößten Not kann ich ja auch im Netz was gucken. Apropos Netz. WLAN? Im Zimmer nichts. Ich gehe runter an die Rezeption und frage freundlich nach dem WLAN-Code. Ich erhalte ihn ohne Worte der Höflichkeit, nackt und floskelfrei mit dem naturbelassenen Hinweis: »Internet gibt es nur hier unten. Und das zwischen 13 und 15 Uhr. Dann wird's wieder abgeschaltet.« Keine Fragen mehr, danke!

Das Abendessen ist nach diesen herben Verlusten ein Silberstreif am freudlosen Horizont. Ein leckeres vegetarisches Buffet mit zwei, drei Hauptgerichten, eine Jumboschüssel Salat und Nachtisch. Von allem reichlich. Dazu gibt es Wasser und Kräutertee. Im Speiseraum mit Blick ins Tal ist freie Platzwahl angesagt. Ich entscheide mich für Gesellschaft und setze mich an einen Sechsertisch. Wir kommen ins Gespräch: Mark stellt sich als freier Schriftsteller vor, Tanja ist Marketingfrau und Juli gerade frisch bei einer Werbeagentur ausgestiegen. Dann sind da noch Maya aus Amsterdam und Louis aus Stockholm. Tischsprache ist Englisch. Alle kennen sich nicht oder nur ein bisschen. Es geht offen zu, und das macht die Kommunikation und das Socialising angenehm einfach.

Da fast alle bereits einen oder zwei Tage da sind, erläutern sie mir den Ablauf, der ganz der Beschreibung im Internet entspreche, nur dass viele statt Karma-Yoga zu betreiben, womit leichte Haushaltsarbeiten im Ashram gemeint sind, lieber im Weiher um die Ecke schwimmen gehen. Das sei sozusagen Freizeit. Och, das klingt doch gut, denke ich und beschließe, mich die kommende

Woche an diese fünf Menschen zu hängen. Alle freundlich, interessant, der eine laut, der Schwede leise. Gut!

Doch dann muss ich noch mal schlucken! Ich werde über einen dritten Verlust in Kenntnis gesetzt: Es gibt weit und breit keinen Kaffee. Also im Ashram und Hotel überhaupt nicht, höchstens unten im Dorf. Getrunken wird ausschließlich Kräutertee. Ach, und der Entzug soll zu Kopfschmerzen führen. Mein Gott. Wann habe ich das letzte Mal keinen Kaffee getrunken? Ich kann mich gar nicht mehr erinnern. Ich glaube, da war ich noch Kind.

Missmutig schaue ich zu dem etwas überkandidelten Bottich am Ende des Raumes, wo sich gerade ein Yogi frischen Tee abzapft. Okay, das wird hart, aber bei meinem exorbitanten Kaffeekonsum ist das sicherlich eine gute Sache. Man denke nur mal an all die Kandidaten im Dschungelcamp, die entziehen ja auch. Zwar von anderen Drogen und für Geld, aber blöd ist es trotzdem. Doch irgendetwas stimmt da nicht mit dem Yogi an der Tränke. Der sieht irgendwie ganz anders aus als alle anderen hier. Mit der Vokuhila, dem Schnäuzer und der bunten Florida-Freizeithose wirkt er, als entstammte er einer Zeit vor der Erfindung des Handys, des Internets, des Mauerfalls und des Geschmacks.

Mit sich selbst redend zapft er erst einen, dann einen zweiten und einen dritten Becher ab, lacht kurz, pfeift und leckt sich ständig über die Lippen. So als sei er wirklich sehr durstig. Schräger Vogel. Wo fliegt dem wohl hin?

Doch mit einem Mal löst sich die Tischrunde auf, die Meditation ruft. Ach ja, da war ja noch was. Ich folge dem allgemeinen Aufruhr und steige die Stufen zu meinem Zimmer hinauf.

Müdigkeit macht sich breit, als ich über die Türschwelle humpele. Was nicht alles in einen Tag passt, oder!? Es ist 19.20 Uhr, noch zehn Minuten bis zur Meditation. Komm, einmal kurz Füße hoch und ausruhen, beschließe ich – und wache um exakt 21 Uhr wieder auf.

Teil 3: »The Neo-Tantra-Guys«

Habe ich jetzt yogisch verschissen? Das ist tatsächlich das Erste, was mir in den Kopf schießt. Sofort geht mir die Düse. Konflikte sind so gar nicht meins. Ich verstehe es besser, sie zu umgehen als sie einzugehen. Jetzt aber gibt es bestimmt Ärger. Einfach die Meditation schwänzen, wohlgemerkt die erste richtige Profimeditation meines Lebens, das ist, wie einem Yogi im »Baum« die Matte wegzureißen oder ihm während der Meditation ayurvedische Backrezepte ins Ohr zu säuseln. Einfach Kacke! Völlig zerzaust und verpennt gucke ich aus dem Fenster und sehe glücklicherweise meine Tischyogis bei einem Becher Kräutertee vor dem Zentrum stehen und angeregt miteinander quatschen. Etwas nervös geselle ich mich dazu und frage Mark, ob gerade möglicherweise jemand nach mir gefragt habe. Also einer von den Swamis oder so. Er schaut mich erstaunt an und antwortet mit einer Gegenfrage: »Wieso sollte das einer tun?!« Da haben wir's! Entweder hat niemand mein Fernbleiben wahrgenommen oder es interessiert einfach keinen, was der Einzelne macht oder unterlässt. Und wo ist der Unterschied?

Und was wäre gewesen, wenn ich einem Notfall erlegen wäre, wenn mich jemand entführt oder Bremsen mich totgestochen hätten? Wo fängt denn bitte Achtsamkeit an, und wo hört sie auf? Ganz offenkundig direkt an der Nasenspitze.

Ich entscheide mich, Mark nichts von meinem Pennemätzchen zu erzählen und lächle seine Gegenfrage einfach weg. Menschliches Rettungsboot nach dieser Havarie wird der Schwede. Er will sprechen und berichtet mit der leisesten Stimme eines Mannes, die ich jemals in meinem Leben vernommen habe, von seiner Arbeit am Lehrstuhl eines Uniprofessors. Ehrlich gesagt nur bedingt spannend, doch als Tagesausklang ein ideales Verbalvalium. Dessen Wirkung mit einem Schlag nachlässt, als ich den 90er-Jahre-Fuzzi von dem Kräuterteebottich direkt vor dem Haus neben meinem Hotel stehen sehe. Diesmal mit drei anderen Gestalten, die alle so aussehen wie er, nur ist auch eine Frau darunter. Unheimlich. Aus der Entfernung scheint die Runde viel Spaß zu haben. Ich kann aber nicht verstehen, worüber, geschweige welche Sprache sie sprechen. Klingt irgendwie nicht Deutsch.

Im Haus hinter der Gruppe ist alles dunkel, bis auf das hell erleuchtete Souterrain. Aha! Monoton »erflüstert« der leise Schwede, wie er kürzlich seinen Laborschlüssel vergessen hat, und dass er sich in den letzten Tagen schon mal überlegt habe, Maya in Amsterdam zu besuchen – die Spannung steigert sich ins Unermessliche, gähn! Ich nutze seine Atempause, um dem Quatsch ein Ende zu setzen und frage platt auf die 90er-Rüben zeigend: »Was sind denn das da für Typen?« Nachdem er das Grüppchen mit einer einzigen Kopfbewegung erfasst hat, haucht er: »Ah, the Neo-Tantra-Guys. They arrived yesterday.«

Neo-Tantra (frei nach Wikipedia)

»Der indische Philosoph ›Osho‹ propagierte unter dem Begriff ›Neo-Tantra‹ eine Verbindung von Spiritualität und Sexualität als eine zeitgemäße Form von Tantra. Diese Lehre besagt, dass mittels Meditation die sexuelle Energie des Beckenbereiches geweckt und zu einem kosmischen Bewusstsein transformiert werden könne ...«
Wollen wir mal Fakten schaffen: Neo-Tantra wird der esoterischen Ecke zugeordnet, nicht von der Krankenkasse bezahlt und gerne auch im Rahmen von Gruppenseminaren in Hotels angeboten. Dabei wird in der Regel darauf geachtet, dass ein ausgeglichenes Geschlechterverhältnis herrscht. Der Ablauf der Seminare sieht zumeist Chakra-Meditationen, Paarübungen, Körperarbeit und Begegnungsübungen vor. Manche Übungen dauern Stunden ... Ich zitiere noch mal Wikipedia Wort wörtlich: »Oft kulminiert ein Seminar in einem erotischen Partnerritual, das je ein Mann und eine Frau zumeist nackt miteinander ausführen ...« Sexuelle Vereinigung wird nicht zwingend angeleitet, aber irgendwie aneinander rumfummeln ist der herrschenden Lehre und vor allem den horny Teilnehmern nach doch sehr wichtig.

Teil 4: Tagträume

An sich ist es die Yogapraxis, die den Yogi auf Meditation trimmt, nur läuft es hier andersherum. Nach der Meditation, die du schon aus dem Meditationskapitel ab Seite 173 kennst, steht erneut Yoga auf dem Programm. Und das, obwohl mein Kohldampf riesig ist. Doch die Stunde läuft für mich »bedeckter« und der Übungsablauf reibungsloser als bei meiner Premiere. Das lässt sich hier gut messen, weil immer ein und dieselbe Serie von Asanas abgehandelt wird. Zwar meide ich den Kopfstand noch, aber das wurmt mich nicht. Die vorbereitenden Übungen dazu gelingen, ich bin optimistisch, dass der noch klappt. Frühstückszeit! Nach einer schnellen Dusche treffen wir uns alle wieder im Speisesaal, doch der ist plötzlich vollbesetzt. Bumsvoll, um eine mit einem eleganten Hinweis versehene Überleitung zu denjenigen zu schaffen, die da saßen. Es handelte sich nämlich um die gesamte Neo-Tantra-Souterrain-Abteilung aus den 90ern – angezogen! Wäre auch nur ein Senderverantwortlicher von RTL2 mit im Raum gewesen, er hätte sie alle vom Fleck weg unter Vertrag genommen und sich ihre gesamte Lebenszeit als nonfiktionales Dokutainment-Format gesichert. Hätte! Wenn sich Rätsel lösen, dann purzeln die »Ahas!« wie die schizophrenen Lemminge von der Klippe, und so werde ich am Haferbreinapf Zeuge, dass es sich bei den Knatterochsen wider Erwarten doch um Deutsche handelt bzw. um Abgesandte des Freistaats Sachsen, und nicht um internationale Lustgenossen, die hier vielleicht ein bisschen »Schick« in die Truppe gebracht hätten. »Na und nö, dü und sö …«, verstehe ich nur und bewundere, wie viel Haferbreigewicht ein Teller vertragen kann – Mensch, müssen die alle ausgehungert sein. Zurück am Fünf-Freunde-Tisch für sechs schiele ich ständig zu den lachend schlabbernden Sachsen rüber und habe das Gefühl, wen auch immer ich mir da herauspicke, immer in Augenkontakt zu geraten. Auch als Juli aufsteht, um sich einen Nachschlag am Buffet zu holen, bemerke ich, wie sie ihr geifernden Blickes hinterherlechzen. Sexhungrig wie Löwen und Paviane in einem Gehege. Was mag wohl in ihnen vorgehen? »Sö rischtisch leckörös Männschenfläisch – güb miür die Alte rübor, dü knöllst erstmohl deinän Nachbörn.« Welch' Geilheit bricht sich da Bahn? Und welche sexuellen Spielarten wären für sie und für mich möglich, würde ich mich Juli verteidigend einfach nackt vor ihre Tische stellen und William-Wallace-stimmgewaltig brüllen: »Nöhmt misch – nisch sie!«

Der Weiher ist mir zu kalt und zu schwarz, und trotzdem gehe ich hinein. Ich will vor meinen Freunden nicht als Weichei gelten. Nie bin ich zuvor in einem so finsteren Gewässer geschwommen, weshalb ich immer ganz nah bei meinem Ikea-Leisetreter bleibe – es könnte ja ein Hai zubeißen –, und nie habe ich zuvor beim Schwimmen auf schneebedeckte Berge blicken dürfen.

Auf der Liege träume ich von einem großen Becher Kaffee, und wie es jetzt wohl wäre, mit Kristy und den Kindern im Garten zu sitzen bei warmem Apfelkuchen mit Sahne und ebenjenem Becher Kaffee. Mark zerbricht die Zärtlichkeit meiner Vorstellung und die Geschlossenheit unseres trauten Kreises, indem er unvermittelt aufspringt und verkündet, jetzt endgültig einen Kaffee zu trinken. Er streift sich trotzig seine Sachen über und stratzt eilig davon. Bis zum Yoga will er zurück sein. Wir verbleibenden fünf schauen uns kurz an und sonnen uns dann schließlich weiter. Stille. Jeder scheint in Gedanken versunken.

Oder bin nur ich es?

Und die anderen, sind sie gerade im Hier und Jetzt?

Und was macht wohl exakt in diesem Moment die »Sexgruppe 90«?

Habe ich eigentlich erwähnt, dass mir einer beim Frühstück zurief: »Kömm döch nöchhör mö rübö – gücken! Sö öine Ört Öäustäusch üntö Yögis.« Und genau das habe ich auch vor. Gleich, wenn wir wieder zurück im Hotel sind.

Teil 5: Triumph

Ich habe noch 30 Minuten, und wenn nicht jetzt, wann sonst. Von meinem Balkon aus sehe ich die Tantras entspannt im Sonnenschein vor ihrem Haus stehen, liegen und sächseln. Angezogen!

Also gut, dann fasse ich mir jetzt ein Herz und statte ihnen einen Besuch ab. Statt Völker-Yogiverständigung: Was macht ihr? Was machen wir? Ah, keine Schnittmenge. Na, trotzdem interessant. Ich geh dann mal wieder, tschüss! So stelle ich es mir vor.

Der Weg zum »Souterrain der sündigen Spiele« ist vielleicht zwanzig Meter weit. Als ich jedoch zum ersten Mal in eins der Fenster gucken kann, bleibe ich abrupt stehen. Was »steht« denn da mitten im Raum, bestimmt deckenhoch, 50 Zentimeter im Durchmesser und puterrot? Es ist ein riesiger, erigierter Penis aus Pappmaschee. Ich traue meinen Augen nicht und gehe noch näher ans Fenster. Überall auf dem Boden liegen Matratzen, Kleidungsstücke, geöffnete Sporttaschen und Koffer. Decken sind zur Seite gezogen, frische und gebrauchte Taschentücher hängen aus Papppackungen und Mülleimern – Swingerclubs, die im Fernsehen präsentiert werden, wirken definitiv gepflegter! Was für eine Lasterhöhle, der man förmlich all die hier herausgeschrienen Orgasmen ansehen kann.

Nur ein paar Meter von diesem Lustkeller entfernt, meditiere ich, lasse ich mich von Bremsen stechen, lege ich meinen Hodensack frei und scheitere im Kopfstand, während hier vermutlich zügellos im Schatten eines Do-it-yourself-XXL-Schwellkörpers geknetet, gestreichelt und geliebt, ein Phallus beschworen und betanzt wird. Wir trinken, bis auf Mark, nicht einmal mehr Kaffee, und hier gibt es Körpersäfte for free!? Wir sind diejenigen, die Disziplin, Freiheit und Selbstverwirklichung in rituellen Wiederholungen sehen, und sie sind … vielleicht längst befreit und einfach nur schon weiter als wir?

»Nö, kömm döch möl nöhär!«, reißt mich der 90er-Jahre-Absender der Einladung aus meiner Vorstellung. Was, äh, Hilfe, nein! Ich winke freundlich, drehe auf den Hacken um und spurte zurück in mein Zimmer. Die Yogastunde ruft, und ich ziehe mich um.

Tja, und was soll ich sagen, da passiert's: Er steht! Prächtig, prall und mitten im Sonnenlicht. Stramm wie ein Bockwürstchen. Vielleicht inspiriert von der »Tantra-Gruppe-90-Ost«, oder weil es einfach nach so langem, intensivem Training endlich Zeit wurde, packe ich zum ersten Mal überhaupt einen Kopfstand!

Welch Triumph. Welch gefühlte Legitimation, jetzt erst hier sein zu dürfen, was selbstverständlich yogisch frevelhaft und kompletter Unsinn ist, aber man darf ja wohl noch mal ein Yogiziel vor der Erleuchtung haben. Es ist, ich kann es nicht anders beschreiben, eine Art Befreiung für mich. Ich habe mit meinem Körper gearbeitet und von ihm eine Mitte erfahren, die mich ihn im Gleichgewicht in der Umkehrposition halten lässt.

Was da im Keller rund um den Papppimmel wirklich passiert, weiß ich nicht, aber wenn es ihnen annähernd so geht wie mir jetzt, dann habe ich eine leise Ahnung … Vielleicht klopfe ich nachher doch noch mal an.

Ich tat es nicht, sondern genoss meinen Aufenthalt bis zur Abreise. Die Tage im Ashram waren für mich eine absolut außergewöhnliche Abwechslung zu meinem normalen Leben in Hamburg. Der strikte Tagesablauf, dank Yoga und Meditation die pure Konzentration auf sich selbst, und dazu das Offline-Sein in der Abgeschiedenheit der Berge. Diese Art der Entspannung, des Downshiftings bei gleichzeitiger Aktivität von Körper und Geist habe ich zuvor nie erlebt.

Das Essen war wirklich so gut und die Swamis tatsächlich so milde und liebenswert wie beschrieben. Angereichert wurde das Programm mit täglichen Vorträgen rund um Yoga, die Lebensweise, die Philosophie und das positive Gedankengut. Und auch einen ayurvedischen Kochkurs habe ich dort belegt. Karma-Yoga wurde indes nicht täglich mit einem Besuch am Weiher lieblos übergangen: Ein Mal half ich dabei, Vorbereitungen für eine anstehende Yogalehrerweiterbildung zu treffen, ein anderes Mal zeichnete ich Bücher für den Shop mit Preisen aus.

Eine Woche ohne Ablenkungen und trotz Gruppe und Socialising intensiv mit sich allein, daran musste ich mich erst einmal gewöhnen. Aber nach zwei Tagen war ich drin. Aus rein erholungstechnischer Sicht verspreche ich dir hoch und heilig: Das ist Regeneration pur! Ich habe von dieser einen Woche sicherlich noch volle sechs Wochen lang profitiert. Mein Akku war stark wie zwei.

Und aus rein yogischer Sicht sage ich dir: Bist du nicht schon vorher absoluter Yogi, wirst du es hier ganz bestimmt, vorausgesetzt, du lässt dich auf diesen speziellen Kosmos völlig angst- und vorurteilsfrei ein. Genug! Jetzt erfahre es selbst. Den Kontakt gibt es bei mir: christian.busemann@gmail.com.

Ab auf die Matte – der Praxisteil

Genug gelesen – es geht auf die Matte. Was folgt, sind: ein energetisierendes 7-Minuten-Programm und ein längeres Allround-Programm für immer und überall. Zusammengestellt wurden die Übungen von meinem Yogalehrer Jörn Roes – übrigens auch auf den Bildern zu sehen. Stilvoll illustriert hat das Ganze meine Yogalehrerin Saranya.

Allgemeine Hinweise

- Nicht zu übertrieben Kraft in die Übungen pressen – Ehrgeiz und Perfektionismus sind deplatziert.
- Wenn es nicht mehr geht – pausieren! Zwei Positionen dafür: Die »Stellung des Kindes« (siehe Seite 258) oder alternativ einfach flach auf den Rücken legen.
- Wundere dich nicht, wenn dir das Dehnen schwerfällt – woher soll die Flexibilität kommen, wenn du viel sitzt und jahrelang deinen Körper nicht gestreckt, gezogen, gebogen hast.
- Jeder hat individuelle Fertigkeiten und Einschränkungen – Yoga zeigt dir, wozu du ungeübt und geübt in der Lage bist.
- Wie du wann atmest schreibe ich dazu, aber leg darauf am Anfang lieber nicht den Fokus. Erst, wenn du den Dreh raushast, kannst du den Atem »dazuschalten«. Also: Raus aus den gewohnten Mustern! Rauf auf die Matte!

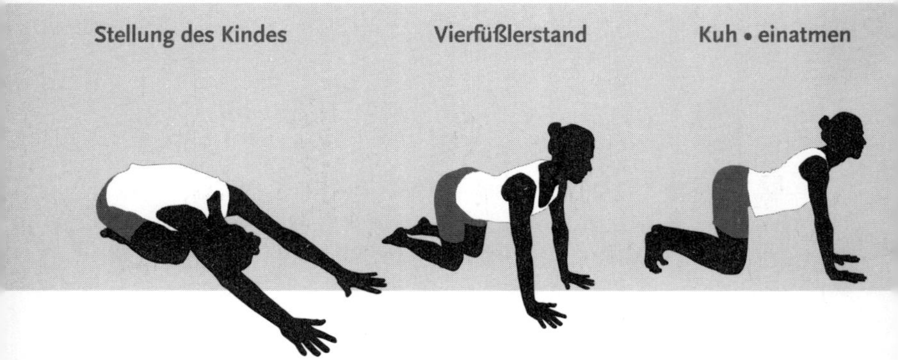

Deine 7-Yoga-Minuten

Energie ist das Motto. Einmal alles bewegen und durchdehnen – lassen wir ordentlich Power durch die Kanäle fließen.

Wir starten mit der kleinen Sonnengrußvariante, sozusagen der »Hosentaschen«-Version.

Kleiner Sonnengruß: Kind – Katze – Kuh – Hund

- Start in der **Stellung des Kindes**: Wie ein kleines Päckchen kauerst du auf der Matte – die Knie sind geschlossen oder leicht geöffnet, der Oberkörper liegt auf den Oberschenkeln, der Kopf mit der Stirn auf dem Boden, die Arme sind nach vorne gestreckt.

- Von dort aus kommst du in den **Vierfüßlerstand** – achte drauf, dass die Knie hüftbreit geöffnet sind und die Hände sich unter den Schultergelenken befinden.

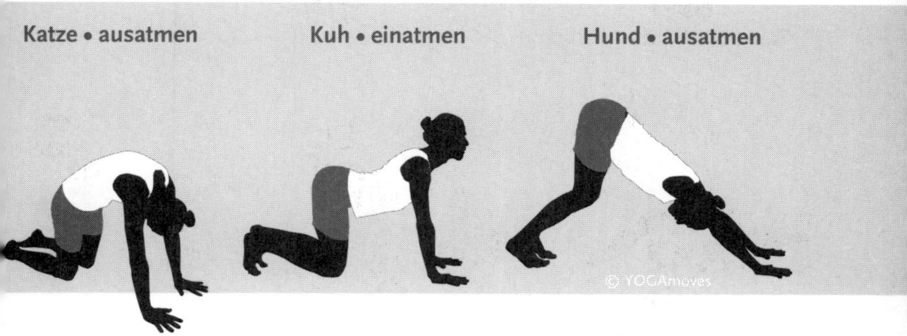

- Mit dem Einatmen gehst du in ein geführtes Hohlkreuz, Schulterblätter nach hinten zusammenziehen, Brustbein nach vorne heben, Kopf leicht anheben **(Kuh)**. Mit dem Ausatmen machst du einen runden Katzenbuckel, in dem du deine Brustwirbelsäule / den oberen Rücken in Richtung Decke und das Kinn in Richtung Brust drückst **(Katze)**.

- Danach atmest du wieder in die **Kuh** ein und schließlich in den **herabschauenden Hund** aus. Dafür schiebst du den Po in Richtung Decke, während du mit beiden Händen fest in den Boden presst. Supergummi-Menschen und trainierte Yogis können ihre Fersen auf dem Boden abstellen – Chapeau, wenn es gelingt! Muss aber nicht … Wichtig: den Fokus auf einen geraden Rücken, auf die Länge in der Wirbelsäule legen. Das V zwischen Zeige- und Mittelfinger zeigt nach vorne, die Arme sind lang mit einer kleinen Mikrobeuge versehen, die Ellenbogen rotieren in Richtung Boden, und die Beine sind leicht angewinkelt. Perfekt!

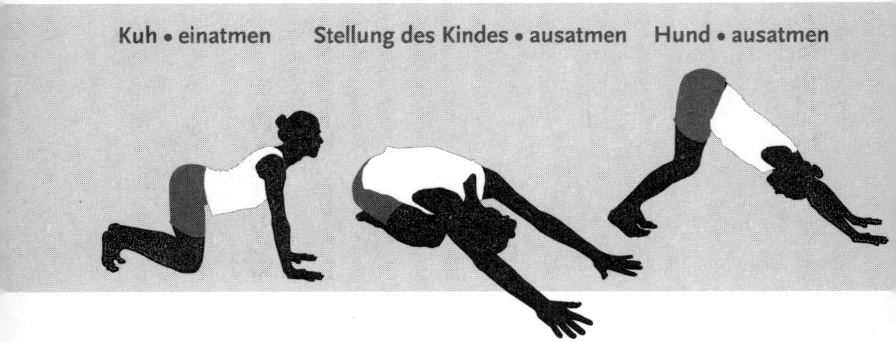

- Mit dem Einatmen geht es wieder in die **Kuh**. Mit dem Ausatmen wieder in die **Ausgangsposition** – auf die Fersen setzen und abklappen wie ein Schweizer Taschenmesser: Oberkörper auf den Schenkeln, Stirn auf den Boden ablegen – Arme lange nach vorne strecken und mit den Handinnenflächen auf den Boden. Das Ganze wiederholen wir insgesamt fünfmal! Es dürfen auch sieben Mal sein – geht ja schnell.

- Sind wir damit durch, komme in den **Hund**, und tippele dann mit leicht gebeugten Beinen nach vorne an die Matte, und richte dich auf. Willkommen in der **Berghaltung**: Vermeintlich simples Rumstehen.
  Stelle dir vor, deinen Körper würde vertikal eine Linie durchziehen. Die Füße sind geschlossen, die Fersen dürfen ein wenig Abstand haben. Dein gesamtes Gewicht ist gleichmäßig auf deinen Fußflächen verteilt. Der Kopf ist gerade, die Schultern entspannt und nicht verkrampft angezogen, die Handinnen-

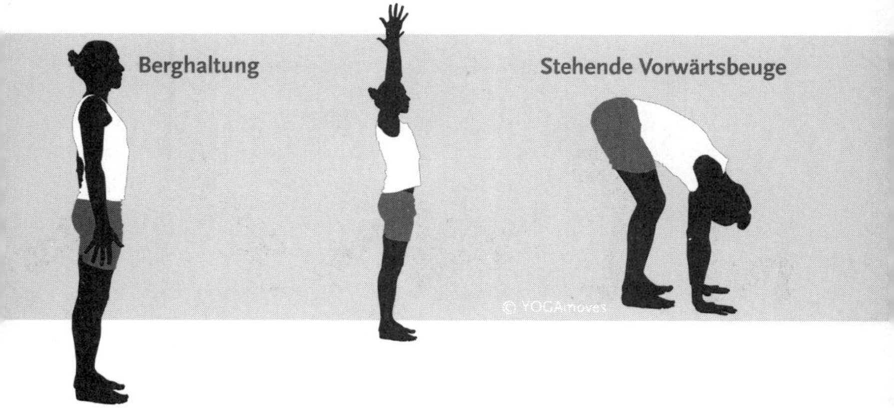

flächen zeigen zum Körper, die Oberschenkel sind leicht angespannt. Hier einmal ganz zur Ruhe kommen! Spüre, wie du fest mit beiden Füßen im Leben stehst.

- Mit dem Einatmen die Arme über den Kopf bringen, dabei Schultern unten lassen, nicht ins Hohlkreuz fallen, Brustbein heben, Handinnenflächen zeigen zueinander, damit die inneren Schultern besser sinken.

- Mit dem Ausatmen geht es in die **Stehende Vorwärtsbeuge**: die Knie deutlich beugen und die Hände auf den Boden abstellen. Das Gewicht ist jetzt mehr auf den Fußballen. Lass den Kopf locker. In der stehenden Vorwärtsbeuge darfst du gerne länger verweilen und die Streckung zärtlich gedrosselt, aber kontinuierlich intensivieren. Das ist eine Position, die vor allem Männern arg schwerfällt, weil sich hier die verkürzte Beinmuskulatur meldet.

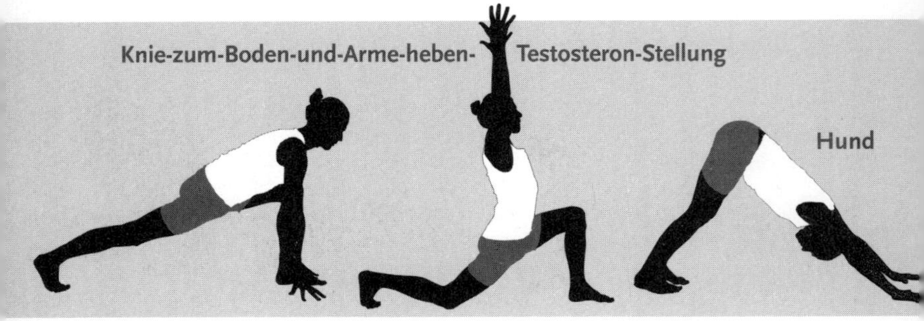

- Es schließt sich an: die **Knie-zum-Boden-und-Arme-heben-Testosteron-Stellung.** Mit dem Einatmen vollziehst du einen Ausfallschritt mit dem rechten Bein nach hinten. Das rechte Knie stellst du auf dem Boden ab, die Hände auf das linke Knie stützen und Oberkörper langsam aufrichten. Der Hüftbeuger – Moin!

- Mit Ausatmung das vordere Knie vorschieben, Becken sinken lassen und Arme hochstrecken. Schultern unten lassen, Blickrichtung ist schräg nach oben. Insider-Info: Gerade die ausgestreckten Arme lassen, wenn man etwas länger hält, unseren Testosteronspiegel steigen. Ideal also vor Vorstellungsgesprächen, um im Geiste der vollen Überzeugung aufzutreten.

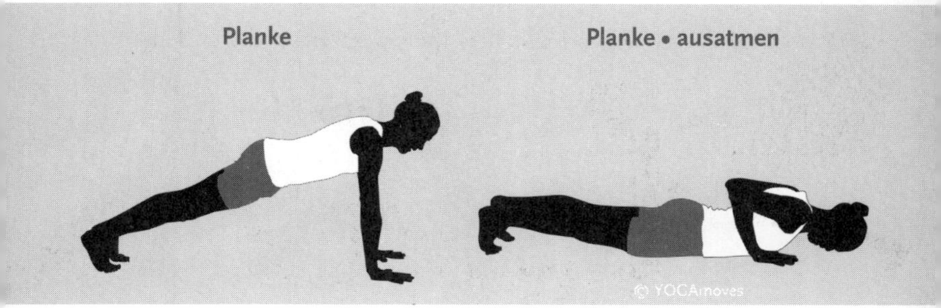

- Mit dem Ausatmen Hände auf den Boden, den Fuß zurück zum anderen bringen und in den **Hund** gehen.

- Jetzt die andere Seite und wieder in den **Hund**.

- Aus dem Hund mit einmal Einatmen in einen vernünftigen Liegestütz vorschieben – die sogenannte **Planke.** Die Position der Hände dafür zuvor korrigieren – sie sollten unter den Schultergelenken stehen. Nicht einsacken oder durchhängen, sondern gerade wie ein Brett, Kopf in Verlängerung vom Rücken. Mit dem Ausatmen lässt du dich innerhalb von drei Sekunden zum Boden in die Bauchlage absinken. Gut für die Mitte (Bauchmuskeln – yeah!) und die zarten Yogi-Ärmchen.

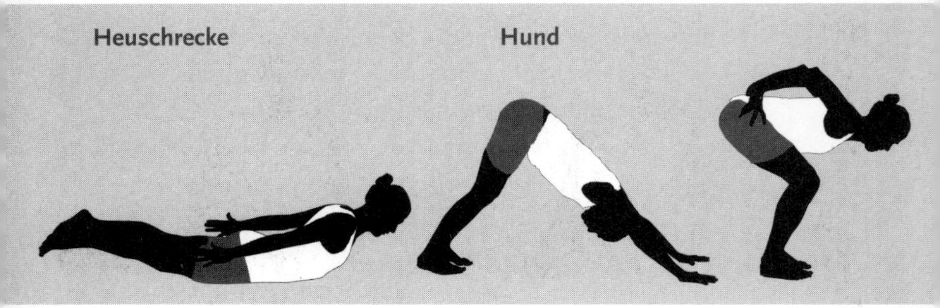

- Mit dem nächsten Einatmen landen wir in der Position der **Heuschrecke**: Dafür hebst du flach auf dem Boden liegend deinen Oberkörper an, Kopf, Füße und die Arme nach hinten lang, Handflächen zeigen zum Boden. Kniescheiben zeigen zum Boden, keine ausdrehenden Charlie-Chaplin-Füße. Mit dem Ausatmen lässt du alles wieder sinken. Ruhig fünfmal wiederholen.

- Danach geht es zurück in den **Hund**.

- Mit den Füßen nach vorne zur Matte tippeln – in **Uttanasana**. Mit dem Einatmen bei gebeugten Beinen den Oberkörper mit geradem Rücken lang – wie der »Skispringer auf der Schanze« und Hände am Becken – aufrichten und in der Berghaltung wieder ausatmen. Beine bleiben dabei etwas gebeugt.

Anmerkung: Diese Sequenz – den kleinen Sonnengruß mit Variationen – mehrfach wiederholen, wenn mehr Zeit ist.

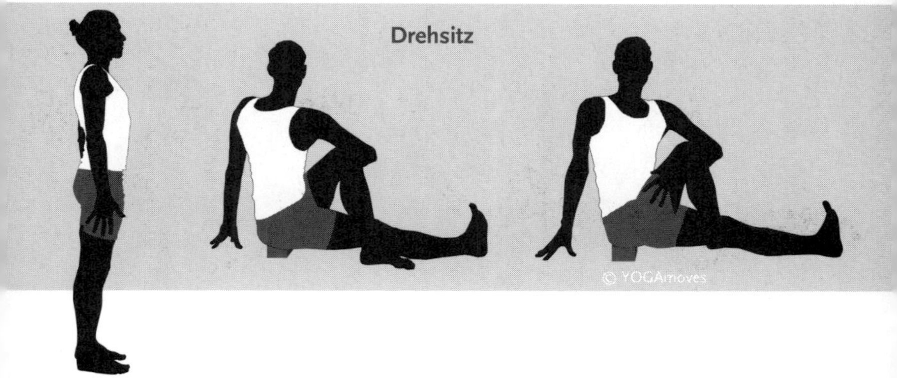

- Wir machen auf dem Boden weiter: Ab in den **Drehsitz**! Beide Beine ausstrecken, beide Hände hinterm Rücken abstellen. Wenn das reine Aufrechtsitzen mit ausgestreckten Beinen nicht funktioniert, kannst du dir auch gerne einen Stapel Bücher unter den Po schieben oder einen (Holz-)Klotz. Der Rücken sollte gerade, aufrecht sein. Die Krone des Kopfes in Richtung Decke schieben. Nicht klein, nicht eng sein. Dann den linken Fuß neben dem rechten Knie flach abstellen.
  Mit Einatmung den rechten Arm heben und aus der Brustwirbelsäule heraus mit der Ausatmung nach links drehen. Die linke Hand hinter dem Gesäß abstellen und nur wenig Gewicht – eigentlich gar keins – drauf verlagern. Wieder aufrichten und tief und bewusst in den Bauch atmen. Mit jeder Ausatmung versuche dich weiter aufzudrehen. Sieben tiefe Atemzüge bevor du wieder die Wirbelsäule zurückdrehst. Kleine Gegendrehung und dann auf der anderen Seite wiederholen.

Schulterbrücke

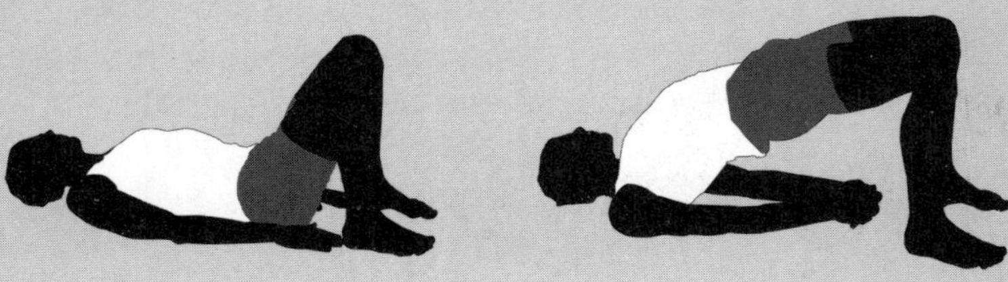

- Energetisierend als Letztes – die **Schulterbrücke**: Füße hüftbreit vor dem Gesäß aufstellen, so nah, dass die Mittelfinger die Fersen berühren. Arme anwinkeln, Fingerspitzen zeigen zur Decke (Roboterhaltung): Ellenbogen und Oberarme drücken in den Boden. Die Schulterblätter ziehen zueinander. Wer Rücken hat, kann sich einen Block zwischen die Schenkel klemmen.

  Mit der Einatmung das Becken in Richtung Decke heben, die Knie nicht auseinanderfallen lassen. Das Brustbein schiebt in Richtung Kinn, das Kinn weg vom Brustbein – eventuell die Finger unter dem Gesäß verschränken. Sieben tiefe Atemzüge halten und langsam Wirbel für Wirbel abrollen und flach auf den Rücken legen. Knie ranholen, Kopf zu den Knien nehmen und sich zu einem kleinen Päckchen rollen.

Savasana

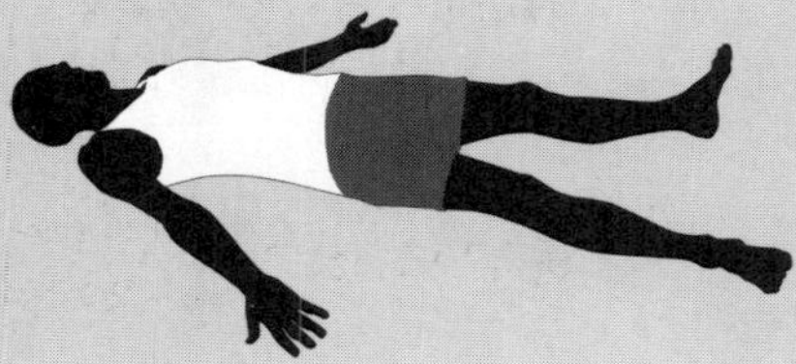

- Finale: **Savasana**! Mit leicht abgespreizten Beinen und Armen liegen wir auf dem Rücken, die Augen sind geschlossen. Arme, Beine, Hände – alles noch einmal kurz und fest anspannen und »loslassen«. Mit dem Kopf von links nach rechts rollen, jeweils bis das Ohr den Boden berührt, den Nacken lang machen und einfach normal den Atem kommen und gehen lassen. In Savasana kontrollieren wir nichts mehr, maximal noch den Harndrang.
  Und los geht's, der Tag kann kommen!

Pranayama: Für Dampf im Kessel empfiehlt sich morgens Kapalabhati und abends Anuloma Viloma – gaaanz entspannt! (siehe auch Seite 211 ff.)

Und noch ein Tipp für Anuloma Viloma: Normalerweise nehmen wir ja die Hände ins »Vishnu Mudra« – ist dir das zu kompliziert, mach's dir am Anfang leicht, und wähle Zeigefinger und Daumen! So versaust du dir nicht die Übung.

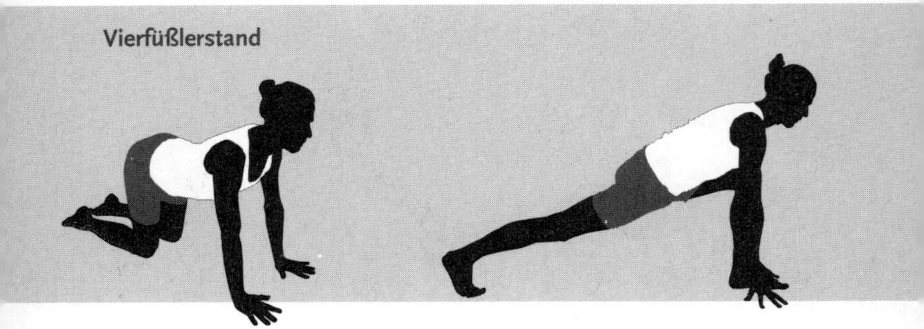

Das 25-Minuten-Allround-Programm

- **Kleiner Sonnengruß** (siehe Seite 258) – mit freiem Bewegen und Kreisen in der Hüfte. Das heißt während der ersten Katze-Kuh-Einheit einfach mal alles wild, anarchisch und unkonventionell bewegen, strecken und durchdehnen – wie es dir gerade in den Sinn kommt. Alles, was guttut, ist erlaubt. Das kannst du natürlich auch so in der 7-Minuten-Packung handhaben. Drei Durchläufe.

- Dann die **»Knie-zum-Boden-und-Arme-heben-Testosteron-Übung«** (siehe Seite 262).

- **Hund – Planke – Heuschrecke** (siehe Seite 263)

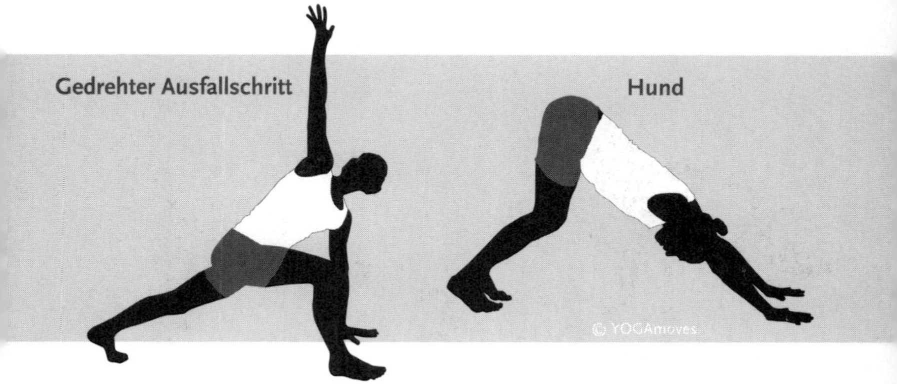

- **Gedrehter Ausfallschritt**: Aus dem Vierfüßlerstand den rechten Fuß nach vorne holen, das Knie steht über dem Fußgelenk, das Schienbein ist senkrecht. Das linke Bein durchstrecken. Die linke Hand ist am Boden, bei Armen so kurz wie die eines Tyrannosaurus Rex eventuell die Fingerspitzen auf einem Buch oder (Holz-)Klotz abstellen. Die Wirbelsäule ist lang. Nun drehen wir uns zur rechten Seite auf, indem wir den rechten Arm vom Boden lösen und gen Decke strecken. Der Blick folgt der emporgereckten Hand, bei Nackenschmerzen einfach den Kopf in Verlängerung des Nackens lassen. Fünf tiefe Atemzüge nehmen und genießen!

- Die Hand zurück zum Boden, einmal in den **Hund** und jetzt dieselbe Schose links.

- Wieder zurück in den **Hund**.

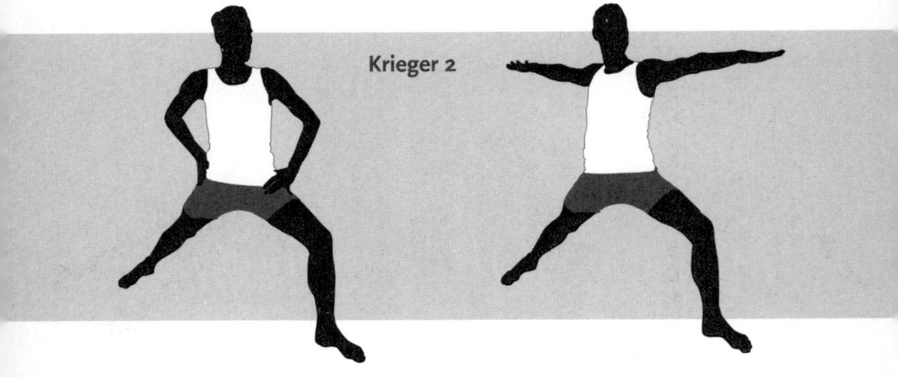

- **Der Krieger:** Das rechte Bein nach vorne holen, links den Fuß quer zum Mattenrand ausdrehen und hochdrücken in den Krieger 2. Vorderbein dafür beugen. Erst mal die Hände ins Becken – Beine stark – das vordere Knie weilt über dem Fußgelenk. Und auch, wenn es gerne möchte, es darf nicht nach innen kippen. Den rechten Arm anmutig nach vorne ausstrecken, der linke Arm verläuft parallel zum Boden und zeigt einwandfrei nach hinten. Halten!
  Und jetzt tiefenentspannt aus der Wäsche gucken. Das wird vermutlich das Schwierigste bei der Übung sein.

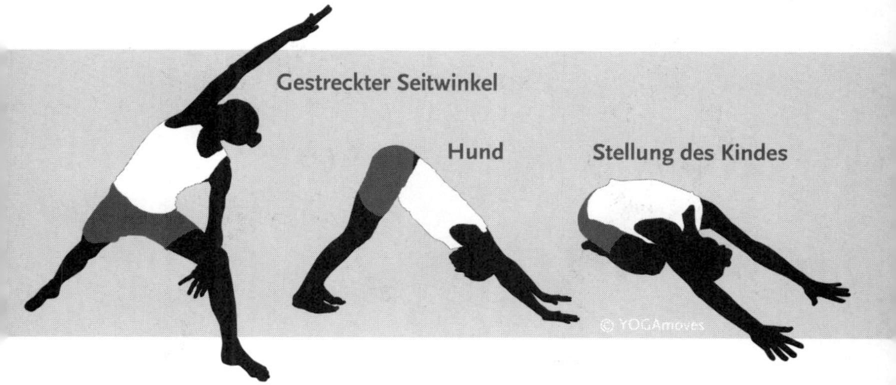

- Dann bauen wir den Krieger wieder ab und schlüpfen in den **gestreckten Seitwinkel**. Dafür legen wir den rechten Ellenbogen auf das rechte Knie und strecken den linken Arm in der Verlängerung der Wirbelsäule am Ohr vorbei – der Kopf ist neutral, der Daumen weist in Richtung Decke. Die Profis unter uns gucken unter dem Arm durch, nach oben. Wer es beherrscht – gut, wer nicht, weiß, wo die Reise hinführt.

- Vollnasige (mundig ist ja im Yoga nicht) sieben Atemzüge nehmen, Blick zum Boden und über den **Hund** erstmal in die »Stellung des Kindes« gleiten oder direkt »Abteilung Seitenwechsel«, und dann in der **»Stellung des Kindes«** entspannen.

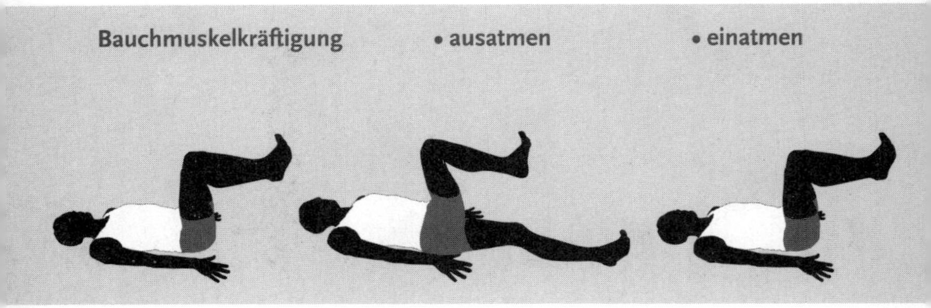

- Ab zur Mitte! **Bauchmuskelkräftigung** stärkt – na klar – unsere Mitte. Natürlich auf den Rücken legen, sodass der untere Rücken etwas über dem Boden schwebt.
  Beide Beine anwinkeln – Unterschenkel sind parallel zum Boden. Einatmen, und dann beim Ausatmen ein Bein ausstrecken, nicht ablegen. Dabei den Bauchnabel kräftig nach innen ziehen. Einatmend wieder zurück in die angewinkelte Ausgangsposition bringen. Anschließend das andere Bein, und so weiter – immer im Takt der Atmung. Und nicht vergessen: Bauchnabel rein! Mach so lange, bis es brennt!

- Anschließend kurz auf dem Rücken liegen und mit den Fingern die Bauchmuskeln leicht massieren. Da freuen sich die kleinen Biester.

- Es schließt sich der **Drehsitz** an (siehe Seite 265).

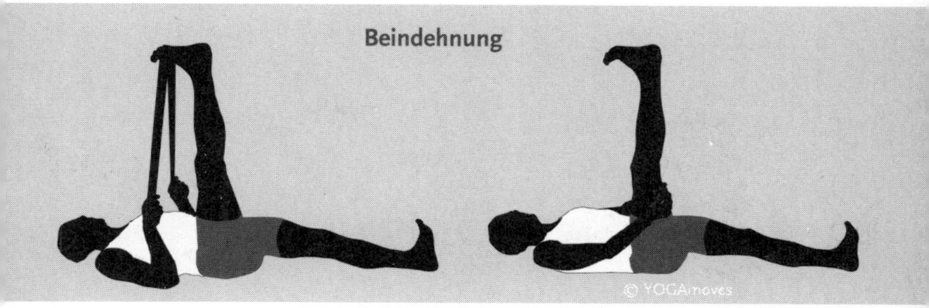

- Dann die **Schulterbrücke** (siehe Seite 266).

- Und nun die **Beindehnung**: Dafür hebst du ein Bein senkrecht in die Luft und achtest darauf, dass es zumindest durchgedrückt ist. Ist es nicht senkrecht in der Luft – halb so wild. Das andere Bein liegt flach auf dem Boden – die Fußspitzen heranziehen. Ebenso der Fuß vom »Luftbein«. Jetzt greifst du mit deinen Händen den hinteren Oberschenkel des Luftbeins und legst deine Schultern schön flach am Boden ab.
  Funktioniert das so gar nicht, hier zwei Tipps: das am Boden lang ausgestreckte Bein anwinkeln und Fuß vor dem Gesäß abstellen und/oder einen Gürtel oder einen Gurt um den Fußballen des ausgestreckten Beins legen und mit den Händen festhalten. Wichtig ist wie gesagt aber vornehmlich die Streckung im Bein.
  Schöne sieben Atemzüge – dann die Beine wechseln.

Nadelöhr

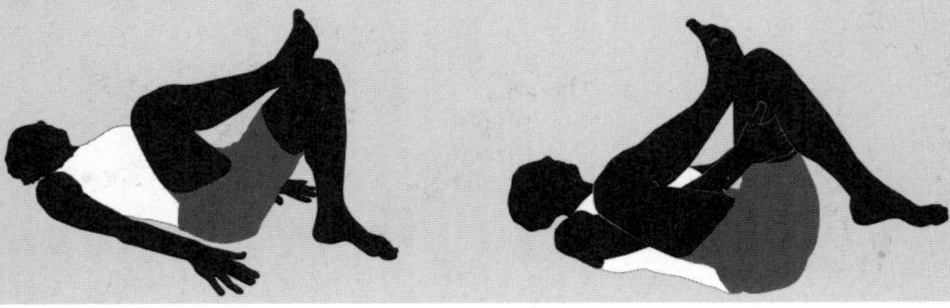

- Es folgt das **Nadelöhr**: Dafür stellst du auf dem Rücken liegend dein rechtes äußeres Fußgelenk auf dem linken Knie ab.

- Dann hebst du deinen Oberkörper, ziehst das linke Knie heran und greifst dabei mit der einen Hand um den hinteren Oberschenkel und mit der anderen durch die Beinöffnung, wo sich die Hände treffen. Langsam legst du dich wieder mit deinem Oberkörper komplett ab und nimmst dabei das Bein mit. Den Oberschenkel etwas heranziehen und das Knie des übergelegten Beines sanft wegschieben. Halten und atmen! Na, wie oft? Richtig … siebenmal!

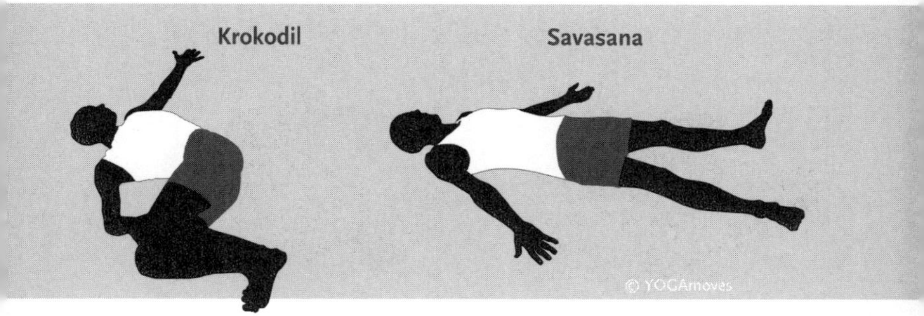

- Anschließend die Beine einmal wechseln, bevor wir ins **Krokodil** gehen: Auf dem Rücken liegend Füße vor dem Gesäß aufstellen.
  Die Arme auf Schulterhöhe ausbreiten, Becken leicht anheben und etwas nach rechts versetzen. Dann die Füße vom Boden lösen, Beine heranziehen, einatmen und mit der Ausatmung die Stelzen zur linken Seite sinken lassen. Achte drauf, dass dabei deine Schultern am Boden kleben bleiben. Wenn du kannst, und es sich für dich gut anfühlt, lege deine linke Hand oben auf das Knie oder auf den äußeren Oberschenkel. Dadurch intensivierst du die Drehung.

- Sieben tiefe Atemzüge und Seitenwechsel.

- Abschluss ist **Savasana** (siehe Seite 267).

Anhang

DVD-Tipps

Stopping – Wie man die Welt anhält

In dieser Doku werden vier Menschen auf ihrer Suche nach Ausgleich, Ruhe und Kraft im Alltag begleitet. Vier unterschiedliche Typen finden vier unterschiedliche Meditationen. Ein schöner Einstieg in das Thema.

Yoga – die Kunst des Lebens

Eine wirklich gut einführende Doku zum Thema Yoga als Lebensweise und zugleich eine spannende Suche nach den Yogaursprüngen in Indien. Der Film lief auf arte. Schau doch mal im Web nach, ob du ihn nicht streamen kannst.

Der atmende Gott – Reise zum Ursprung des modernen Yoga

Auch diese Doku ist den Wurzeln des Yoga auf der Spur, wendet sich jedoch eher an Vorgebildete, die Wissen vertiefen möchten. Ein atmosphärisch sehr stimmiger Film, dessen Perspektive auf Yoga völlig klischeefrei daherkommt. Gut!

Free The Mind – Kann ein Atemzug Dein Denken verändern

Hirnforscher Richard Davidson geht der Frage nach, ob und wie es möglich ist, das menschliche Gehirn nur mit der Hilfe von Gedanken physisch zu beeinflussen. Kurz: hier geht's um die Kraft der Gedanken, die Kraft von Yoga und Meditation.

Im Kopfstand zum Glück

Doku, die vier Protagonisten während ihrer Ausbildung zum Yogalehrer begleitet. Mit allen Höhen und Tiefen.

Yoga Everyday

Meine Lieblings-»Uschi«-Yoga-DVD

Gute Bücher zu Yoga und Meditation

Patrick Broome, *Yoga für alle*. Nymphenburger, 2012.

Sivananda Yoga Vedanta Zentrum, *Besser leben mit Yoga. Das ganzheitliche Programm für zu Hause*. Dorling Kindersley, 2010.

B.K.S. Iyengar, *Licht auf Yoga. Das grundlegende Lehrbuch des Hatha-Yoga*. Nikol, 2013.

Anna Trökes, *Das große Yogabuch*. Gräfe und Unzer, 2010.

William J. Broad, *The Science of Yoga. Was es verspricht – und was es kann*. Herder, 2013.

Andy Puddicombe, *Mach mal Platz im Kopf. Meditation bringt's!* Knaur, 2012.

Ajahn Sumano Bhikkhu, *Auch du kannst meditieren. Schritt für Schritt zu Klarheit, Gelassenheit und innerer Stärke*. Heyne, 2013.

Jack Kornfield, *Meditation für Anfänger. CD mit 6 geführten Meditationen für Einsicht, innere Klarheit und Mitempfinden.* Arkana, 2007.

Danksagung

Zu guter Letzt möchte ich mich bei allen bedanken, die mich bei diesem Buch mental und tatkräftig unterstützt haben: Jörn Roes und Ricke Saranya Penaranda von YOGAmoves, Hamburg, dem besten und am liebevollsten geführten Studio der Hansestadt, für die Entwicklung, Umsetzung und grafische Gestaltung des Praxisteils!

Meine Freunde Theis Ramsauer und Frank Fischer für ihre Yoga-Initialzündung. Der eine früher, der andere später.

Meine Frau Kristy für den 24/7-Rundum-Support, ihre Zeit, Güte und Liebe.

Romy, Hanna und Rufus für all ihre täglichen Verknotungen, die wir für gewöhnlich bis zum Abend wieder aufgelöst haben.

Meiner Lektorin Karin Weber für ihre Geduld, ihr Verständnis und für ihr strukturiertes und nachsichtiges Timing, das es mir am Ende möglich gemacht hat, dieses Buch zu verfassen.

Schließen möchte ich mit einem Spruch, auf den ich neulich gestoßen bin und der mir seitdem nicht mehr aus dem Kopf geht. Er ist binnen kürzester Zeit zu meinem Leitspruch geworden, da er wunderbar prägnant auf die Chance verweist, die jeder neue Tag für uns bereithält, wenn wir nur wollen:

Wer loslässt, hat zwei Hände frei.

Register

Ablenkungen 38
Achtsamkeit 215
Alkohol 32 f., 157
Angst 92
Arbeitspausen, regelmäßige 32
Arterienverkalkung 161
Asanas 36, 38, 43, 59 f., 70, 74, 86, 103, 119, 150, 158, 215, 236, 239
Ashram 239
Asthma 67
Atem 96
-muskulatur 213
-rhythmus, bewusster 75
-training 88
-übung 44, 59 f., 70, 72, 87, 100, 103, 105, 150 f., 211
-wege 218
Atmung
– , bewusste 61
– , gleichmäßige 215
– , selbstverständliche 190
– , tiefe 12, 41, 44
Aufmerksamkeit 87, 95, 190
Aufmerksamkeitsspanne, geringe 29
Augenkissen 48, 54, 154
Ausdauer 32, 229
Ausgeglichenheit 9
Autodidakten-Trend 15

Balance 44
Bauchatmung 216
Bauchmuskelkräftigung 272
Bauchmuskeltraining 53, 231
Bauchmuskulatur 16, 218
Beckenboden 33
-muskulatur 221
Beindehnung 273
Beobachtung, distanzierte 89
Beweglichkeit 104
Bewegungen, fließende 75
Bewegungsabläufe 57, 78 f.
Bewegungsdrang 30
Bewertungen, schlechte 94
Bewusstsein 94, 108
Biegung 12
Blockaden 119, 212
Blutdruck 44, 70
Bluthochdruck 161
Blutwerte 161
Bodystyling 32

Chakren 107 ff.
Kronen-Chakra (Scheitel) 108
Stirn-Chakra 108, 217
Hals-Chakra 108
Herz-Chakra 108
Solarplexus-Chakra (Bauchraum) 108
Sakral-Chakra (Beckenbereich) 108
Wurzel-Chakra (Steißbein bis Füße) 108
Chakrenreinigung 109, 116 f
Chinmudra 174

Cholesterinspiegel, hoher 161
Cortisol 67
Crossfit 99

Dämon-Yoga 21
Dauerstress 132
Dehnung 12, 102
Demenz 161
Denkstrukturen 93
Depression 45, 67, 78
Diabetes 67, 160 f.
Disziplin 94
Druck 96

Ego, übermächtiges 91
Einkehr 9
Elektrolyteverlust 70
Energie 33, 93, 96
Energiebahnen (Nadis) 107
Energiezentren 108
Entscheidungsfreude 9
Entspannung 59, 129
Epilepsie 67
Ernährung 29, 32, 155
-, vegane 166
Essen, scharf gewürztes 156

Feldenkrais 18
Feldsalat 161
Fingerhaltungen 79
Fisch 54
Fitness 32
Fitnessstudio 39, 57, 63, 87
Fleisch 32
Flexibilität 129
Flexitarier 165
Freeganer 165
Freudlosigkeit 29
Frühstücksbrei, warmer (Rezept) 169
Frutarier 164, 171
Futon 153

Gedanken, negative 159
Gelassenheit 184
Gemüse 32, 157
Gereiztheit 29
Getreide 157
Gewaltlosigkeit 180
Gicht 161
Giftstoffe ausscheiden 41
Gleichgewicht 59
-übungen bei Instabilität 119
Grundeinstellung, optimistische 32
Gunas 156
Rajas – Unruhe 156
Tamas – Trägheit 156 f.
Sattva – Leichtigkeit 156 ff.
Gymnastik, klassische 18

Haltung, klare 35
Haltungen 93 f.
Happy-End-Yoga 27
Heilmittel 44
Hektik 35
Herzerkrankungen 160 f.
Herz-Kreislauf-Erkrankungen 67
Herz-Kreislauf-Probleme 70
Herz-Kreislauf-System 105

Hingabe zu Gott 85
Hipstertrend 168
Hochmut 91
Hüftschmerzen 120
Hülsenfrüchte 157, 161

Immunsystem 32, 229
Internetsucht 29

Japa 181
Jogging 99

Kaffee 32, 41, 156
Kiez-Yoga 11
Kinderyoga 228
Kirtan 180 ff.
Kissen 81
Klarheit 9, 184
Klotz, Klötze 81, 150
Knoblauch 157, 170
Kohlendioxidgehalt im Blut 213
Kommunikationsmittel 38
Konservierungsstoffe 157
Konzentration 34, 88 f., 129, 190, 204, 213, 243, 255
Koordination 44, 204, 229
Korkblöcke 48
Körperertüchtigung 15
Körpergefühl 32, 37, 55, 159, 171
Körpergewicht 16
Körperhaltung, verbesserte 37
Körperwahrnehmung, verbesserte 61
Kraft 9, 35, 229
Kraftmangel 120
Kräutertee 32, 160
Krebs 161
Kreislauf 218
Krümmung 12
Kuh 258

Lärm 96
Lebenskraft 107
Lebenswandel, veganer 167
Leibesertüchtigung 59
Leichtigkeit 59
Leistungsorientierung 87
Linsen 161, 169
Lungenvolumen 44, 213, 218

Mantra 49, 68, 75, 181, 190
Materialismus 92
Meditation 10, 34, 54, 59 f., 85, 88 f., 100, 131, 151, 155, 158, 177 ff., 188 ff., 251, 255
Meditationshocker 152
Meditationskissen 151, 173
Motorik 229
Mudra 188
Muskelkrämpfe 70
Muskelreflexe unterbinden 150
Muskeltonus 88
Muskelzuwachs 28

Nackenschmerzen 44
Nackenverspannungen 120
Nahrungsergänzungsmittel 168
Neo-Tantra 251 f.

Obst 32, 157
Ofengemüse (Rezept) 170
Omega-3-Fettsäuren
Online-Yoga 201
Ovo-Vegetarier 162

Perfektion 87
Pescetarier 165
Pestizide 157
Philosophie (des Yoga) 38, 57
Philosophie, indische 91
Pilates 18
Pranayama 211 f., 267
Probleme, Gespräche über 159
Puddingvegetarier 163
Puls 44

Reflexion 9, 85
Rohkost 33
Rohköstler 163
Rückenschmerzen 44, 78, 132
Ruhe 9, 34, 184

Schädelleuchten 218
Schlafprobleme/-störungen 28, 44
Schmerzen im Halsbereich, chronische 120
Schulterverspannungen 120
Selbstbegegnung 90
Selbsterfahrung 90
Selbstheilungskräfte 44
Selbstmitleid 91
Selbstreinigung, innerliche 41
Selbstsuche 85
Selbstverwirklichung 254
Sensibilität trainieren 88
Sensory Awareness 18
Spinning 99
Stabilität 129
Stolz, überzogener 91
Streckung 12
Stress 96
Suicide-Yoga 14
Superfood 168

Timer 153
Training, autogenes 18

Übergewicht 161
Übungen, geistige und körperliche 59
Umweltbewusstsein, reflektiertes 97
Ungelenkigkeit 14
Upanishaden 58, 76

Veden 58
Veganer 125, 162 f., 166, 169, 171, 178
Vegetarier 161 f., 171
Verdauung 44
Verhaltensregeln für Yogis 84
Verlangen, sexuelles 29
Verspannungen
– im Unterbauch 120
– in den Beinen 120
Verstopfungen 212
Vitamin B_{12} 161 f., 169

Wahrnehmung 88, 91, 96, 178, 192
Wasserverlust 70
Wechselatmung 50, 217 f.
Weisheit 184, 217
Wende, mentale 35

Yogabitch 121 f.
Yogamatte 36, 103, 147 ff.
Yogamorphose 17, 19
Yogaphilosophie 155
Yogastellungen
  Adler 73
  Ausfallschritt, gedrehter 268 f.
  Berghaltung 37, 260 f
  Bogen, stehender 73
  Drehsitz 265
  Fünf Tibeter 129, 148
  Halbmond 73
  Heuschrecke 264
  Hund, herabschauender 130, 259
  Katze 259
  Kobra 130
  Kindstellung 74, 258
  Krähe 38
  Krokodil 275
  Krieger 2, 37, 78
  Krieger 373
  Liegestütz 231
  Lotossitz 48, 123, 180, 187, 227
  Nadelöhr 274
  Planke 53, 231, 263
  Savasana 74, 106, 153 f., 235, 266
  Schneidersitz 49, 123, 173, 180, 187
  Schulterbrücke 266
  Schulterstand 53, 68, 153
  Sonnengruß 31, 37, 52, 68, 82, 103, 258
  Stellung des Kindes (siehe Kindstellung)
  Stuhlstellung 73
  Totenstellung (Savasana) 54, 103, 197, 216
  Uttanasana 261
  Vierfüßlerstand 258
  Waage 73
Yogastile 39 f., 60
  Anusara-Yoga 80, 82
  Ashtanga-Yoga 60, 63 f., 100
  Bhakti-Yoga 69
  Bikram-Yoga 60, 69, 100
  Hatha-Yoga 60, 66, 83, 100
  Iyengar-Yoga 81
  Jivamukti-Yoga 60, 65, 76
  Karma-Yoga 69, 246
  Kundalini-Yoga 60, 64 f., 82
  Power-Yoga 60, 63, 100
  Sivananda-Yoga 63, 68
  Tri-Yoga 79
  Vini-Yoga 77
  Vinyasa-Yoga 76, 100

Zwerchfell
  -atmung 64, 88, 174
  -verspannung 120

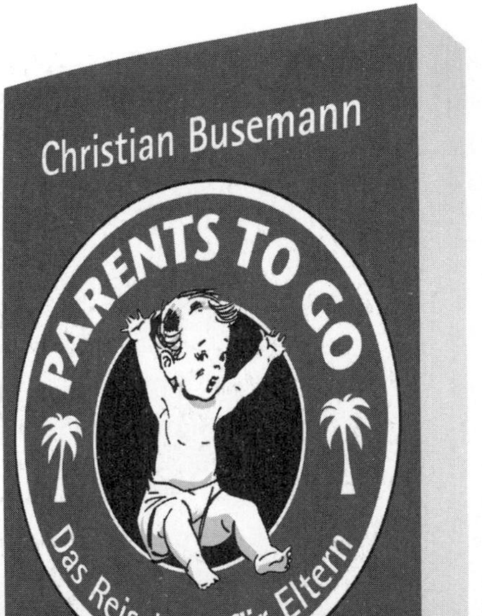

Christian Busemann
PARENTS TO GO
Das Reisebuch für Eltern
GOLDMANN